Radka Lukášová

Coccidios e infecções virais em gatos

Radka Lukášová

Coccidios e infecções virais em gatos

A influência no desenvolvimento de sinais clínicos da doença em gatos naturalmente infectados

ScienciaScripts

Imprint
Any brand names and product names mentioned in this book are subject to trademark, brand or patent protection and are trademarks or registered trademarks of their respective holders. The use of brand names, product names, common names, trade names, product descriptions etc. even without a particular marking in this work is in no way to be construed to mean that such names may be regarded as unrestricted in respect of trademark and brand protection legislation and could thus be used by anyone.

Cover image: www.ingimage.com

This book is a translation from the original published under ISBN 978-620-2-30291-3.

Publisher:
Sciencia Scripts
is a trademark of
Dodo Books Indian Ocean Ltd. and OmniScriptum S.R.L publishing group

120 High Road, East Finchley, London, N2 9ED, United Kingdom
Str. Armeneasca 28/1, office 1, Chisinau MD-2012, Republic of Moldova, Europe
Managing Directors: Ieva Konstantinova, Victoria Ursu
info@omniscriptum.com

Printed at: see last page
ISBN: 978-620-8-58136-7

Agradecimentos

Gostaria de agradecer a todas as pessoas (co-autores do manuscrito, cientistas, veterinários no terreno, estudantes, assistentes veterinários) que participaram em algumas partes deste projeto.

Nomeadamente, os meus agradecimentos abaixo são dirigidos especialmente à minha orientadora**, Dra. Eva Bartova, Ph.D., pela sua ajuda na gestão e edição do meu trabalho,** no processamento da amostragem e no apoio financeiro aos meus projectos. **MVDr. Eva Bartova, Ph.D.**, pela sua ajuda na gestão e edição do meu trabalho, no processamento da amostragem e no apoio financeiro aos meus projectos, ao **MVDr. Kamil Sedlak, Ph.D.**, pela investigação serológica das amostras.

No terreno, gostaria de agradecer ao **MVDr. Pavel Kvapil** e à **MVDr. Spela Vodlan** por me terem permitido praticar no jardim zoológico e na casa de abrigo em Liubliana, ajudando-me com a recolha de amostras e partilhando comigo muitas experiências veterinárias, à **MVDr. Jirina Markova** pela sua ajuda com a recolha de amostras e à **RNDr. Marie Bud^kova, Dr.ª** pela análise estatística dos nossos resultados.

Muito obrigado à **agência de mobilidade interna da VFU Brno** (215-FVHE-07) e ao **Erasmus 2015** pelo financiamento dos estágios práticos na Eslovénia.

Por último, mas não menos importante, os meus agradecimentos vão para a minha família por apoiar o meu trabalho e estudo, e especialmente para o meu marido por cuidar dos nossos pequenos gémeos e me dar a oportunidade de terminar este projeto.

Resumo

O Toxoplasma gondii e *o Neospora caninum* são parasitas coccídeos de propagação mundial que podem causar doenças graves em animais imunodeprimidos. As infecções virais felinas, como o vírus da imunodeficiência felina (FIV), o vírus da leucemia felina (FeLV) e o vírus da panleucopenia felina (FPV), podem levar à imunossupressão e predispor os gatos a outras infecções. O objetivo deste estudo foi determinar a influência mútua das infecções virais e por protozoários na manifestação de sinais clínicos em 113 gatos provenientes de abrigos e clínicas veterinárias da Eslovénia e da República Checa. Os anticorpos contra *T. gondii* e *N. caninum* foram detectados por Enzyme-Linked Immuno Sorbent Assay em 24 (21%) e sete (6%) gatos, respetivamente. Foram detectados anticorpos contra o FIV e antigénios contra o FeLV e o FPV através de testes de despistagem imunocromatográficos em 12 (11 %), seis (5 %) e quatro (4 %) gatos, respetivamente. A co-infeção foi observada em dez gatos (9 %). No total, 49 (43 %) gatos apresentaram alguns sinais clínicos e em 30 (61 %) deles foi detectada uma ou mais infecções por protozoários e/ou vírus. Os gatos com alguma infeção apresentavam sinais clínicos com mais frequência (odds ratio = 3,4) do que os gatos sem qualquer infeção ($p < 0,05$). Os sinais clínicos foram considerados mais graves e agudos em caso de co-infeção de FIV e *T. gondii*, com ocorrência mais frequente ($p < 0,05$) de infeção do trato respiratório superior e inferior e de linfadenopatia generalizada.

Palavras-chave: *Felis catus*, FeLV, FIV, *Neospora*, Parvovírus, *Toxoplasma*

Conteúdo

Capítulo 1

1. Introdução

1.1 *Toxoplasma gondii*

O Toxoplasma gondii é um parasita coccídeo, um dos mais bem estudados devido à sua importância médica e veterinária. Este parasita coccídeo foi descrito pela primeira vez em tecidos do gundi (*Ctenodactylus gundi*) em 1908[1].

Classificação sistemática:[2,3]

Filo: Apicomplexa

Classe: Sporozoários

Subclasse: Coccidia

Ordem: Eucoccidia

Sub-ordem: Eimeriina

Família: Sarcocystidae

Género: *Toxoplasma*

Espécies: *Toxoplasma gondii*

1.1.1 Estrutura e ciclo de vida do *T. gondii*

Existem três estádios infecciosos do *T. gondii*: taquizoítos, bradizoítos em quistos tecidulares e esporozoítos em oocistos. Diferem especialmente nos períodos pré-patentes da infeção e na taxa de invasão.[2,4]

Taquizoítos

Os taquizoítos têm frequentemente uma forma crescente com um tamanho aproximado de 2 x 6 µm. O taquizoíto é constituído por vários organelos e corpos de inclusão. Estes estádios multiplicam-se rapidamente em qualquer célula do hospedeiro intermediário e em células epiteliais não intestinais do hospedeiro definitivo, principalmente por endodyogenia repetida, que é uma forma especializada de reprodução assexuada na qual se formam dois descendentes dentro do parasita parental. A invasão da infeção ativa surge quando a célula hospedeira se rompe porque já não consegue suportar a multiplicação e o crescimento dos taquizoítos. A taxa de invasão e crescimento depende da estirpe de *T. gondii* e do tipo de células hospedeiras. Existe uma variabilidade no período pré-patente após a entrada *do T. gondii* na célula hospedeira e antes de se dividir. Estas fases infecciosas são típicas da infeção aguda ou da reativação da infeção crónica[2,4].

Bradizoítos (cistozoítos) em quistos de tecidos

Os bradizoítos são os organismos que se multiplicam lentamente dentro de um quisto tecidular em tecidos animais. Os bradizoítos diferem estruturalmente apenas um pouco dos taquizoítos. Estas fases são típicas de uma infeção crónica. O cisto tecidual pode conter centenas de bradizoítos em forma de crescente, cada um com aproximadamente 1,5 μm de tamanho. Os quistos tecidulares são predominantes nos tecidos neurais e musculares dos animais, e crescem e permanecem intracelulares à medida que os bradizoítos se dividem por endodyogenia. A reativação da infeção ocorre quando os quistos tecidulares se rompem. Os factores que afectam a rutura dos quistos tecidulares são largamente desconhecidos, mas a rutura pode levar à disseminação da infeção por *T. gondii.* Os quistos tecidulares intactos provavelmente não causam qualquer dano e persistem durante toda a vida do hospedeiro. O período pré-patente em gatos após a alimentação de bradizoítos é mais curto (3 - 10 dias) do que após a alimentação de taquizoítos ($\geq$ 13 dias) ou oocistos ($\geq$ 18 dias).[2,4]

Esporozoítos em oocistos

Os oocistos não esporulados são subesféricos a esféricos e têm 10 - 12 μm de diâmetro, a esporulação ocorre fora do gato dentro de 1 a 5 dias, dependendo da aeração e da temperatura.

Os oocistos esporulados são estágios infecciosos do *T. gondii*. O oocisto esporulado é composto por dois esporocistos, medindo 6 - 8 μm, e cada um contém quatro esporozoítos.[2,4]

Ciclo de vida do *T. gondii*

Os hospedeiros definitivos do *T. gondii* são os gatos e outros felídeos e, como hospedeiros intermediários, podem servir todos os animais de sangue quente, incluindo os seres humanos. Quase todas as espécies de felídeos podem libertar oocistos após a ingestão de qualquer um dos três estádios infecciosos do *T. gondii*.[2] O complexo ciclo de vida do *T. gondii* (Fig. 1) consiste nas fases intestinal, tecidular e externa.[5] O parasita amadurece no interior das células intestinais dos felídeos e é libertado através das fezes do gato sob a forma de oocistos não esporulados que contaminam o ambiente circundante, onde esporulam no espaço de 1 a 5 dias após a excreção. Podem persistir infecciosamente mais de um ano no ambiente, dependendo das condições climatéricas, e podem ser consumidos por animais de sangue quente ou pelo homem. No hospedeiro intermediário, o parasita se reproduz assexuadamente dentro das células do hospedeiro e forma cistos teciduais, com localização predominante nos tecidos neuromusculares, que persistem pelo resto da vida do hospedeiro. O ciclo de vida completa-se quando o hospedeiro intermediário infetado é consumido por um felídeo (hospedeiro definitivo).[6]

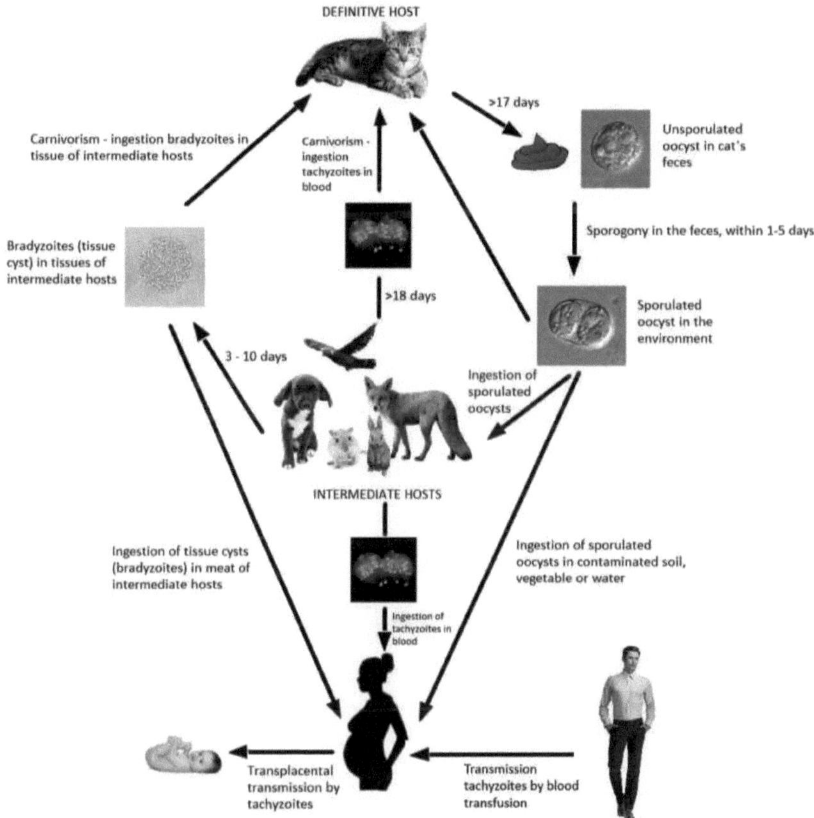

Fig. 1: Ciclo de vida do *T. gondii* (Lukasova, R.)

1.1.2 Transmissão da infeção por *T. gondii*

■ ***Carnivorismo, transmissão através da carne de hospedeiros intermediários***

O carnivorismo é provavelmente a forma mais importante de transmissão do *T. gondii* não só para os felídeos, mas também para outras espécies carnívoras, incluindo os seres humanos. Embora o hospedeiro intermediário ou definitivo possa ser infetado por carne crua ou inadequadamente cozinhada, os quistos teciduladores são sensíveis à cozedura a ≥ 60 °C (morrem quando a carne atinge uma temperatura interna de 66 °C), à salga, à decapagem e à congelação.[2]

▪ ***Transmissão fecal-oral***

Os animais e os seres humanos podem ser infectados através da ingestão de alimentos ou água contaminados com oocistos esporulados. Os oocistos não esporulados são libertados pelos gatos nas fezes e esporulam no ambiente.[5]

Transmissão congénita (vertical)

O T. gondii pode ser transmitido verticalmente por infeção transplacentária, da mãe para a descendência durante a gravidez, o que representa um risco especial para o feto se a mulher grávida for infetada pela primeira vez durante a gravidez.[5] A transferência vertical também foi comprovada em gatos.[7,8]

Outros tipos de transmissão

A possibilidade de transmissão de *T. gondii* através do consumo de leite cru e seus derivados não pasteurizados a humanos ou animais também foi documentada.[9,10] Experimentalmente, foi confirmado que os taquizoítos podem sobreviver no leite durante 3 a 7 dias a 4 °C[11] e no queijo fresco até 10 dias,[12] provando, consequentemente, que o leite cru pode servir como fonte de infeção *por T. gondii*.([13])A transmissão venérea é outra forma possível de infeção *por T. gondii. gondii.*[13] A transmissão venérea é outra forma possível de infeção por *T. gondii*, mas nos gatos domésticos não parece ser uma via de infeção importante.[14]

1.1.3 *Toxoplasma gondii* em gatos

Os únicos hospedeiros definitivos conhecidos do *T. gondii* são os felídeos e só estes podem libertar oocistos.[2] A prevalência da infeção por *T. gondii* varia consoante a prática alimentar dos gatos. É geralmente mais elevada nos gatos selvagens que caçam para se alimentarem do que nos gatos de companhia. Embora os factores que afectam a prevalência de *T. gondii* nos gatos não sejam totalmente compreendidos.[2]

Eliminação de oocistos

Os felídeos são considerados como os únicos hospedeiros que podem libertar oocistos *de T. gondii*. Eles libertam oocistos após a ingestão de qualquer uma das três fases infecciosas - taquizoítos, bradizoítos ou oocistos. Períodos pré-patentes (tempo até à libertação de oocistos após a infeção inicial) e frequência variam de acordo com a fase do *T. gondii* ingerida. O período pré-patente é mais longo (18 dias ou mais) após a alimentação com taquizoítos ou oocistos, em comparação com um período mais curto (3 a 10 dias) após a alimentação com bradizoítos.[2] A eliminação de oocistos é normalmente de 1 a 3 semanas e raramente se repete. Na República Checa, a disseminação de oocistos *de T. gondii* foi comprovada em gatos infectados experimentalmente[15] e também em felídeos de jardim zoológico naturalmente infectados (gatos selvagens, gatos-leopardo de Amur e gato de Geoffrey). Nos felídeos de jardim zoológico, também se observou a disseminação repetida.[16]

Sinais clínicos

A toxoplasmose clínica é relativamente rara nos gatos. No entanto, os gatos de qualquer idade, raça ou sexo podem morrer de toxoplasmose. Os sinais clínicos podem ser variáveis, incluindo sinais inespecíficos como febre, anorexia, dispneia, iterícia; sintomas neurológicos como hipotermia, problemas de comportamento, estupor, incoordenação, torcicolo, anisocoria, convulsões; ou sintomas oftalmológicos como cegueira parcial ou total e inflamação ocular.[2,17]

■ ***Infecções simultâneas***

A infeção simultânea de certos agentes patogénicos felinos (*Bartonella* spp, vírus da imunodeficiência felina - FIV, vírus da leucemia felina - FeLV, etc.) pode afetar o curso da infeção por *T. gondii*.[2] A imunossupressão causada pela infeção retroviral (FIV, FeLV) pode ser um fator de risco para a progressão da toxoplasmose aguda em gatos infectados.[18] No entanto, os sinais clínicos podem ser inespecíficos, observando-se sobretudo febre, apatia e pneumonite fatal.[2] Os gatos com infeção por FIV são mais frequentemente co-infectados com *T. gondii* e os títulos de *T. gondii* são geralmente muito mais elevados do que nos gatos negativos para FIV.[19] No entanto, não há provas significativas de qualquer associação entre estas infecções, uma vez que as co-infecções também foram registadas em gatos clinicamente saudáveis.[2]

T. gondii em gatos na República Checa e na Europa

A prevalência de *T. gondii* em gatos da República Checa e de outros países europeus selecionados está resumida no Quadro 1 e no Quadro 2, respetivamente.

Quadro 1: Prevalência de *T. gondii* em gatos (*Felis catus*) da República Checa

No. of tested	Method	Prevalence	Reference
286	IFAT - IgM	3%	Sedlák and Bártová, 2006[20]
	IFAT - IgG	44%	
86	SFR	91%	Havlík and Hubner, 1958[21]
620	SFR	40%	Svoboda et al., 1988[22]
357	IFAT	61%	Svobodová et al., 1998[23]
66	BT	12%	Hejlíček et al., 1997[24]

IFAT - Teste Indireto de Anticorpos Fluorescentes; IgM - Imunoglobulina M; IgG - Imunoglobulina G; SFR - Teste do corante Sabin-Feldman; BT - Teste biológico

Quadro 2: Prevalência de *T. gondii* em gatos da Europa

Country	No. of tested	Method	Prevalence	Reference
Albania	146	IFAT	62%	Silaghi et al., 2014[25]
Estonia	490	DAT	61%	Must et al., 2015[26]
Hungary	330	IFAT	48%	Hornok et al., 2008[27]
Italy	78	IFAT	42%	Veronesi et al., 2017[28]
	115	MAT	38%	Macri et al., 2009[29]
	203	ELISA	31%	Spada et al., 2012[30]
	50	MAT	44%	Mancianti et al., 2010[31]
	490	MAT	33%	D'Amore et al., 1997[32]
	113	IFAT	9%	Bartoli et al., 1996[33]
Germany	306	ELISA	45%	Tenter et al., 1994[34]
Spain	59	MAT	85%	Millán et al., 2009a[35]
	585	IFAT	32%	Miro et al., 2004[36]
	25	MAT	52%	Millán et al., 2009b[37]
Sweden	244	ELISA	42%	Uggla et al., 1990[38]

IFAT - Teste Indireto de Anticorpos Fluorescentes; DAT - Teste de Aglutinação Direta; MAT - Teste de Aglutinação Modificado; ELISA - Ensaio de Imunoabsorção Enzimática

1.2 *Neospora caninum*

O Neospora caninum é um parasita coccídeo intracelular obrigatório formador de quistos nos tecidos, durante muito tempo erradamente diagnosticado como *T. gondii* (devido à sua estrutura e ciclo de vida muito semelhantes) até ser reconhecido pela primeira vez em 1984 em cães na Noruega.[39,40,41] Em 1988, foi descrito como um novo género e espécie.[42] Desde então, a neosporose tem sido conhecida como uma doença grave de cães e bovinos em todo o mundo e tem sido relatada também em algumas outras espécies animais.[40,43] O potencial zoonótico do *N. caninum* não foi provado, apesar de algumas evidências serológicas de exposição humana, principalmente em pessoas imunocomprometidas.[41,43,44]

Classificação sistemática:[3]

Filo: Apicomplexa

Classe: Esporozoários

Subclasse: Coccidia

Ordem: Eucoccidia

Sub-ordem: Eimeriina

Família: Sarcocystidae

Género: *Neospora*

Espécies: *Nespora caninum*

1.2.1 Estrutura e ciclo de vida de *N. caninum*

À semelhança do *Toxoplasma gondii*, existem três fases infecciosas do *N. caninum*: taquizoítos, bradizoítos em quistos tecidulares e esporozoítos em oocistos.

Tachyziotes

Os taquizoítos são estádios de divisão rápida do *N. caninum.* Na fase aguda da infeção, os taquizoítos replicam-se numa vasta gama de células. Durante esta replicação progressiva, pode desenvolver-se uma neosporose clínica em alguns animais, em função do estado imunitário do hospedeiro.[41]

Bradizoítos em quistos de tecidos

Os bradizoítos são estádios encistados e resistentes. Podem sobreviver a 4 °C durante mais de 14 dias e são também resistentes à digestão. Os quistos tecidulares são observados principalmente nos tecidos musculares e neurais.[45] As alterações no estado imunitário do hospedeiro, como a imunossupressão, podem resultar na reativação dos bradizoítos e na sua conversão em taquizoítos.[41]

Esporozoítos em oocistos

Os oocistos de *N. caninum* são eliminados nas fezes caninas, mas geralmente em pequena quantidade.[40,46] São eliminados na forma não esporulada e esporulam fora do hospedeiro em 1 a 3 dias. Os oocistos esporulados são infecciosos e são compostos por dois esporocistos, cada um com quatro esporozoítos.[41] Podem sobreviver no ambiente durante anos.[45] Como os oocistos *de N. caninum* são estruturalmente semelhantes aos oocistos de coccídeos de *Hammondia heydorni*, é importante distinguir *N. caninum* de *H. heydorni* por PCR.[40,47,48]

Ciclo de vida

O ciclo de vida de *N. caninum* (Fig. 2) envolve um hospedeiro canino definitivo: cães,[49,50] dingos,[51] coiotes[52] e lobos cinzentos, [53] nos quais ocorre a fase sexual. A fase assexuada ocorre numa série de hospedeiros intermediários[41,54].

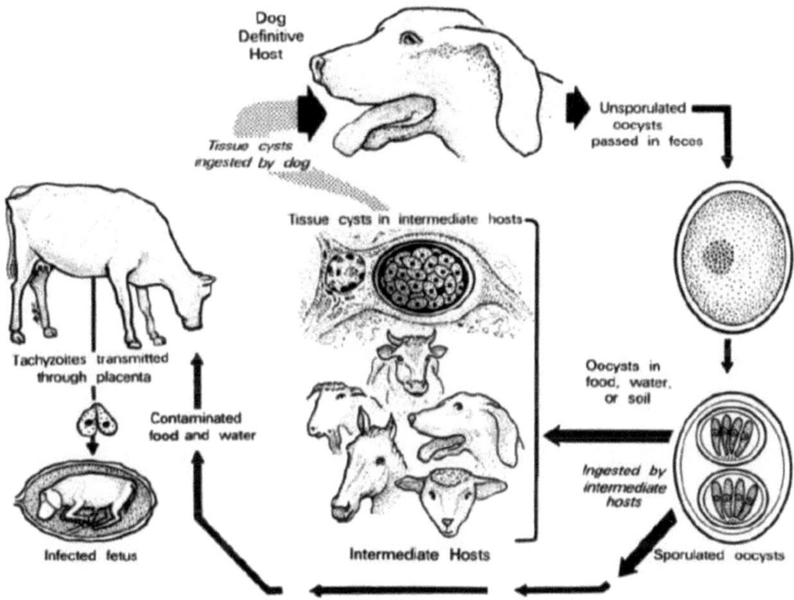

Fig. 2: Ciclo de vida de *Neospora caninum* (Dubey, 2003).[43]

1.2.2 Transmissão da infeção por *N. caninum*

■ ***Carnivorismo, transmissão através da carne de hospedeiros intermediários***

A ingestão de tecidos infectados é a fonte mais provável de infeção para os carnívoros.[40] Verificou-se uma seroprevalência mais elevada de anticorpos *contra N. caninum* em cães, para os quais a caça de presas é parte comum do hábito alimentar.[55]

Teoricamente, os tecidos de qualquer animal que contenham quistos tecidulares podem ser uma fonte de infeção para os carnívoros.[40,56] Em especial, a eliminação inadequada de gado morto infetado na exploração agrícola ou de animais selvagens eviscerados na natureza pode ser uma fonte de infeção por *N. caninum* para carnívoros errantes e em movimento livre.[55]

Transmissão fecal-oral

A ingestão de oocistos esporulados de *N. caninum* contaminando pastagens, forragens ou água potável, é a única via natural possível demonstrada de infeção em bovinos após o nascimento e em outros hospedeiros intermediários não carnívoros de *N. caninum*.[57] Em carnívoros, este tipo de transmissão parece ser menos importante que o carnivorismo.[41]

Transmissão congénita (vertical)

Historicamente, a transmissão vertical da neosporose foi reconhecida pela primeira vez em cães, mas é considerada menos importante do que o carnivorismo.[40] A transmissão vertical pode ocorrer após a infeção primária durante a gestação e em gestações subsequentes.[58] *O N. caninum* é um dos parasitas mais eficientemente transmitidos por via transplacentária em bovinos, principalmente durante os estágios terminais da gestação.[40,57] A transmissão vertical natural pode ser exógena pela ingestão de oocistos esporulados pela vaca gestante ou, mais frequentemente, endógena pela recorrência de infeção latente em vaca persistentemente infetada durante a gestação.[41]

- **Outras formas de transmissão**

A transmissão venérea parece ser uma forma possível de propagação da neosporose bovina, porque o ADN de *N. caninum* foi detectado em amostras de sémen dos touros seropositivos. No entanto, este tipo de transmissão ainda não foi provado [57,59].

Considera-se que *o N. caninum* é transmitido da mãe no período pós-natal através do leite contaminado com taquizoítos.[40] No entanto, a transmissão pelo colostro bovino não foi provada como fonte de infeção em cães.[60]

1.2.3 *Neospora caninum* em gatos

Anticorpos *contra Neospora caninum* foram comprovados em grande número de carnívoros selvagens, domésticos e zoológicos em todo o mundo.[20,41] Os felídeos podem ser sensíveis à infeção por *N. caninum*, mas não foram comprovados como hospedeiros definitivos de *N. caninum*. No entanto, a infeção ocorre em animais imunocompetentes geralmente sem sinais clínicos.[61] Sinais clínicos fatais foram observados em gatos experimentalmente infectados com tratamento imunossupressor concomitante com corticosteróides.[62]

N. caninum em gatos na República Checa e na Europa

O N. caninum foi detectado em gatos também na República Checa e em países europeus. A prevalência de *N. caninum* em gatos da República Checa e de alguns países europeus está resumida no Quadro 3 e no Quadro 4, respetivamente.

Quadro 3: Prevalência de *N. caninum* em gatos da República Checa

No. of tested	Method	Prevalence	Reference
414	cELISA	33%	Sedlák et al., 2014[63]
	IFAT	4%	

cELISA - Ensaio de Imunoabsorção Enzimática competitivo; IFAT - Teste Indireto de Anticorpos Fluorescentes

Quadro 4: Prevalência de *N. caninum* em gatos na Europa

Country	No. of tested	Method	Prevalence	Reference
Albania	146	IFAT	10%	Silaghi et al., 2014[25]
Hungary	651	IFAT	3%	Hornok et al., 2006[64]
	330	IFAT	1%	Hornok et al., 2008[27]
Italy	282	MAT	32%	Ferroglio et al. 2005[65]
Spain	59	ELISA, IFAT	6.8%	Millán et al., 2009a[35]
	20	ELISA, IFAT	15%	Millán et al., 2009b[37]

IFAT - Teste Indireto de Anticorpos Fluorescentes; MAT - Teste de Aglutinação Modificado; ELISA - Ensaio de Imunoabsorção Enzimática

Capítulo 2

2. Infeção viral felina

As infecções virais felinas podem levar a doenças clínicas ou à imunossupressão que predispõem os gatos a outras infecções.[2,18]

Na República Checa, o diagnóstico e a monitorização das doenças virais felinas estão ao mesmo nível dos outros países europeus[66].

2.1 *Vírus da imunodeficiência felina (FIV)*

Desde o seu primeiro isolamento em 1987,[67] a infeção pelo vírus da imunodeficiência felina em gatos tem sido reconhecida como uma causa significativa de imunossupressão em gatos infectados e numa variedade de espécies felinas selvagens em todo o mundo e como um modelo útil de VIH-SIDA.[68,69] A imunossupressão progressiva conduz a uma maior suscetibilidade a infecções oportunistas em gatos infectados pelo FIV.[2,69] Existem seis subtipos diferentes de FIV (A-F), tendo sido reconhecidos vários subtipos recombinantes. A heterogeneidade do vírus complica a conceção de testes de diagnóstico molecular e vacinas para o FIV.[70]

A incidência da infeção é muito mais elevada em certas regiões.[69] Na República Checa, a frequência de anticorpos contra o FIV em gatos é de cerca de 4%.[66]

Classificação sistemática:[69]

Família: Retroviridae

Subfamília: Orthoretrovirinae

Género: Lentivírus

Espécies: Vírus da Imunodeficiência Felina

Transmissão

Os retrovírus sobrevivem apenas alguns minutos fora do hospedeiro e são muito susceptíveis à desinfeção.[70] O vírus da imunodeficiência felina é libertado principalmente na saliva, pelo que o principal modelo de transmissão do vírus é através de mordeduras, seguido da transmissão transplacentária da mãe infetada para os seus gatinhos, e depois também através do colostro e do leite. A transmissão venérea também é possível, porque o sémen de machos infectados pode conter o vírus.[69,70] Outra forma de transmissão pode ser iatrogénica, através de transfusão de sangue.[70]

Patogénese

O período de incubação da infeção pelo FIV pode durar vários anos. Os gatos permanecem infectados durante toda a vida; a presença de anticorpos séricos está diretamente correlacionada com a capacidade de isolar o vírus das células sanguíneas e da saliva. Os anticorpos contra o FIV são normalmente detectáveis no prazo de duas semanas após a infeção e persistem tipicamente ao longo do curso da infeção até à fase terminal da infeção pelo FIV, quando os anticorpos podem ser indetectáveis, devido à exaustão do sistema imunitário.[69]

Sinais clínicos

A doença associada ao vírus da imunodeficiência felina ocorre em três fases consecutivas. No entanto, nem todas as fases são reconhecidas em gatos naturalmente infectados.[70]

Três fases da infeção por FIV nos gatos:

1. **Fase aguda:** que dura geralmente algumas semanas após a infeção. O vírus replica-se nos tecidos linfóides e está presente no sangue duas semanas após a infeção. Durante algumas semanas a seis meses, pode observar-se uma doença transitória com linfadenopatia e febre [70].
2. **Fase subclínica**: com uma duração diferente, de meses a alguns anos, sem quaisquer sinais clínicos de infeção. A carga viral plasmática diminui para níveis muito baixos. A taxa de progressão da fase subclínica depende de factores como a estirpe do vírus, as co-infecções com outros agentes que activam a transcrição do vírus (por exemplo, *Toxoplasma gondii*) e a

imunidade do hospedeiro.[70]

3. **Fase terminal:** marcada pela perda progressiva da função imunitária, caracterizada por sinais clínicos de infecções oportunistas, doença neoplásica, mielossupressão e doença neurológica. Os principais sinais clínicos são febre recorrente, letargia, linfadenopatia, leucopenia, anemia, perda de peso, atrofia muscular e alterações comportamentais não específicas. Cerca de 25% dos gatos têm doença respiratória crónica, seguida de enterite crónica, infeção do trato urinário, dermatite e sinais neurológicos.[69,70] As estirpes neurovirulentas do FIV podem levar a alterações comportamentais progressivas, incontinência urinária e fecal e convulsões. No entanto, muitos gatos infectados nunca desenvolvem sinais clínicos relacionados com o FIV e morrem por outras causas.[70]

As infeções oportunistas são a principal razão de doença clínica e morte.[69] Os animais com infeção retroviral do vírus da imunodeficiência felina (FIV) estão predispostos a toxoplasmose aguda generalizada com comprometimento clínico respiratório.[68] Da mesma forma, os gatos cronicamente infetados com FIV deixam de produzir algumas interleucinas específicas em resposta à infeção por *Toxoplasma gondii* e, em vez disso, produzem níveis elevados da citocina anti-inflamatória.[70]

Sinais clínicos em gatinhos infectados por via transplacentária ou intra-uterina

Apenas alguns gatinhos de uma ninhada podem ser infectados por via transplacentária. As taxas de transmissão transplacentária são mais elevadas nas rainhas infectadas pelo FIV com sinais de imunodeficiência e nas que foram infectadas nos últimos 15 meses. A transmissão in utero da infeção pode levar à paragem do desenvolvimento fetal, aborto, nado-morto e baixo peso à nascença [70].

Diagnóstico

Todos os testes de diagnóstico normalmente utilizados detectam anticorpos específicos do vírus FIV. Os gatos infectados com FIV mantêm tipicamente anticorpos séricos detectáveis, o que é útil para o rastreio de diagnóstico de rotina, mas não diferencia a resposta de gatos naturalmente infectados da resposta de animais vacinados.[69] A maioria dos gatos seroconverte no prazo de seis a oito semanas após a infeção, no entanto, podem ser observados resultados falsos negativos em poucos gatos, que desenvolvem uma resposta de anticorpos muito baixa mesmo após vários meses de infeção.[71] Os gatos vacinados podem produzir anticorpos que não podem ser distinguidos por qualquer teste de anticorpos atualmente disponível no mercado e podem persistir durante mais de quatro anos. Os kits de teste comerciais podem detetar anticorpos para vários antigénios.[69] Estes ensaios têm a sensibilidade global mais elevada e são rápidos e amplamente disponíveis.[70] É necessário voltar a testar quando se suspeita da infeção, porque alguns gatos podem produzir anticorpos numa fase posterior da infeção.

Os ensaios de Western immunoblot e de imunofluorescência podem detetar anticorpos contra uma série de antigénios virais, mas podem ser menos sensíveis e específicos.[69]

Foi desenvolvida uma variedade de ensaios de PCR para o diagnóstico da infeção pelo FIV. Os ensaios de PCR não devem detetar o vírus da vacina, mas podem ser insensíveis, porque as cargas virais em gatos saudáveis são frequentemente extremamente baixas, e algumas estirpes podem nem sequer ser detectadas.[70]

Devido à presença de anticorpos maternos em gatos vacinados, os testes de anticorpos positivos em gatinhos com menos de seis meses devem ser interpretados com cuidado, uma vez que os gatinhos não são habitualmente infectados.[69] No entanto, na Europa, não é prática comum vacinar os gatos contra o FIV e a vacina não está disponível.

Prevenção

A presença de anticorpos contra o FIV não se correlaciona com a progressão da doença e, apesar da resposta imunitária, os gatos infectados pelo FIV permanecem virémicos e acabam por sofrer de disfunção imunitária progressiva e infecções oportunistas. Devido à transmissão do vírus FIV através de mordeduras, os gatos com acesso ao exterior (selvagens e de companhia), os gatos machos e os gatos idosos correm o maior risco de infeção.[69,70] A vacina contra o FIV pode ser considerada uma boa prevenção para os gatos com elevado risco de infeção, mas a sua eficácia é variável e na Europa não está vulgarmente disponível.

Os gatos virémicos devem ser mantidos sem acesso ao exterior e devem ser castrados. Recomenda-se vivamente a prestação de cuidados veterinários regulares, a prevenção de agentes patogénicos oportunistas e o tratamento imunossupressor. Todos os novos gatos devem ser submetidos a um período de quarentena de, pelo menos, dois meses.

A vacina está disponível na Nova Zelândia e na Austrália desde 2004. Existem algumas razões pelas quais a vacina não é utilizada com frequência: os ensaios serológicos não conseguem distinguir entre infeção natural e vacinação, e a proteção é incompleta. Assim, a identificação de uma infeção subsequente pode ser impossível em alguns gatos com os testes de diagnóstico disponíveis [70].

2.2 *Vírus da leucemia felina (FeLV)*

O vírus da leucemia felina (FeLV) é uma infeção dos gatos domésticos e de outros felídeos, relacionada com

FIV. Foi descoberto em 1964[72] e está associado à imunodeficiência e a doenças malignas ou proliferativas. A infeção é tipicamente vitalícia, com várias apresentações clínicas.[69] Existem três subtipos principais de FeLV: FeLV-A, FeLV-B e FeLV-C. O FeLV-B e o FeLV-C são mais patogénicos do que o FeLV-A. Todos os gatos infectados com FeLV-B e FeLV-C estão co-infectados com FeLV-A, e apenas o FeLV-A é transmitido entre animais. Um subtipo adicional, o FeLV-T, tem sido associado à imunodeficiência.[69,70]

A infeção pelo FeLV é mais patogénica e progride mais rapidamente do que a infeção pelo FIV. No entanto, muitos gatos na fase inicial da infeção por FeLV regridem para um estado permanente de latência viral e mesmo alguns gatos após exposição a uma dose baixa de FeLV podem eliminar a infeção.[70]

Na República Checa, a frequência do antigénio da leucemia felina nos gatos é de cerca de 10 %[66].

Classificação sistemática:[69]

Família: Retroviridae

Subfamília: Orthoretrovirinae

Género: Gammaretrovírus

Espécies: Vírus da leucemia felina

Transmissão

Uma latência clínica prolongada antes da manifestação da doença complica o controlo da infeção. O FeLV é mais frequentemente transmitido horizontalmente por contacto estreito e prolongado com secreções salivares (escovagem, partilha de alimentos e de água e, em menor grau, mordedura) ou, em menor grau, de rainhas infectadas para gatinhos por transmissão transplacentária, a partir da amamentação ou através do leite.[69,70] Também é possível a transmissão iatrogénica por transfusão de sangue.[70]

Os gatinhos são mais susceptíveis à infeção do que os gatos mais velhos. Alguns gatos podem estar infectados, mas podem ter períodos de tempo em que são negativos para o antigénio viral no sangue. Estes gatos também não sucumbem normalmente a doenças associadas ao vírus da leucemia felina. Os gatos infectados libertam o vírus na maioria dos fluidos corporais, incluindo saliva e leite.[69]

Patogénese

Após a exposição oronasal, o vírus replica-se nos tecidos linfóides da boca ou da faringe e depois é disseminado através de monócitos e linfócitos para os tecidos periféricos, onde a replicação continua nos tecidos linfóides, na medula óssea e nos tecidos epiteliais glandulares e das mucosas.[69,70] A infeção da medula óssea é considerada como um passo crítico na patogénese da infeção pelo FeLV.[70] Uma vez que a infeção nas glândulas salivares ocorre, o vírus é libertado na saliva; pequenas quantidades de vírus podem também ser libertadas na urina e nas fezes.[70] Raramente, os gatos podem ser expostos ao vírus mas não serem infectados.[69]

Sinais clínicos

O resultado da infeção por FeLV depende da estirpe de vírus envolvida, da dose de desafio, da via de inoculação, da função imunitária do hospedeiro, da idade, das co-infecções, do stress e do tratamento com fármacos imunossupressores.[70] Os sinais clínicos dependem das estirpes de FeLV. Os subgrupos de FeLV-A são minimamente patogénicos; as estirpes de FeLV-C têm sido associadas a anemia aplástica grave, e os isolados de FeLV-B têm sido associados a uma série de consequências da doença. A forma clínica mais comum é a forma tímica do linfossarcoma, mas também podem ocorrer anemia não regenerativa e outros tumores linfóides e leucemia mieloide.[69] Alguns gatos desenvolvem sinais sistémicos, como febre, letargia e linfadenopatia, já durante a replicação nos tecidos linfóides orais.[70] O sistema imunitário de alguns gatos suprime a replicação viral, antes de ocorrer uma infeção significativa da medula. Estes gatos desenvolvem uma infeção regressiva sem libertação de vírus, que pode persistir durante toda a vida e ser reactivada com imunossupressão ou durante 70
gravidez.[70]

Sinais clínicos em gatinhos infectados por via transplacentária ou intra-uterina

A infeção transplacentária pelo FeLV pode levar à reabsorção fetal, ao aborto e à morte neonatal. Os gatinhos infectados no final da gestação ou após o nascimento desenvolvem atrofia tímica, desidratação, letargia e morte nas primeiras duas semanas de vida.[70]

Diagnóstico

O diagnóstico é efectuado através de ensaios ELISA ou imunocromatográficos. Estes ensaios são sensíveis, específicos, rápidos, amplamente disponíveis e muito bem compreendidos.[70] Os kits de teste disponíveis no mercado são utilizados por rotina para o rastreio diagnóstico do antigénio p27 do vírus da leucemia felina. Este antigénio é normalmente encontrado no sangue de gatos progressivamente infectados no prazo de um mês após a exposição. Em gatos individuais, especialmente gatinhos, o teste pode ter de ser repetido. O ensaio PCR específico para o vírus pode ser utilizado para aumentar a sensibilidade da deteção ou para confirmar um teste positivo para o antigénio. Podem também ser utilizados testes de imunofluorescência e cultura do vírus. Normalmente, a vacinação não interfere com os testes de antigénio do vírus da leucemia felina, a não ser que a amostra de sangue seja colhida imediatamente após a vacinação.[69]

Prevenção

No que se refere à prevenção, a identificação dos gatos infectados deve ser fundamental para o controlo eficaz da propagação da infeção. Dado que o vírus FeLV é transmitido por contacto direto, deve evitar-se o contacto entre gatos infectados com FeLV e gatos saudáveis, bem como a amamentação de rainhas infectadas, a partilha de alimentos, água e caixas de areia devem ser considerados como uma fonte importante de infeção por FeLV [69].

Os factores de risco comuns de infeção são a elevada densidade populacional de gatos, o livre acesso ao exterior, a idade avançada e o sexo masculino, agressivo (devido a lutas), ou intacto, e gatos co-infectados com FIV.[69,70]

Existe uma vacina comercialmente disponível contra o vírus da leucemia felina, mas a duração da imunidade após a vacinação pode ser variável. Embora as vacinas possam proteger contra a infeção e a doença progressivas, podem não prevenir infecções após a exposição ao vírus.[69] Nenhuma vacina proporciona 100% de proteção contra a infeção pelo FeLV e, mesmo quando ocorre proteção contra a infeção progressiva, continuam a ocorrer infecções regressivas.[70] A vacinação não deve ser utilizada em vez de métodos de diagnóstico, porque a vacinação de gatos que já são positivos para o vírus da leucemia felina tem pouco valor e não é recomendada.[69]

O vírus da leucemia felina é relativamente instável no ambiente e pode ser inactivado com a maioria dos detergentes ou desinfectantes comerciais.[69]

Em situações em que há um grande número de gatos misturados, como em abrigos, recomenda-se a realização de testes e a sua remoção, em combinação com um programa de vacinação. Recomenda-se a realização de testes prévios para deteção da infeção em gatos utilizados para reprodução ou em situações em que são introduzidos novos gatos num ambiente de grupo.[69]

Os gatos positivos para o vírus devem ser castrados, mantidos em quarentena sem acesso ao exterior e submetidos a exames veterinários frequentes. Uma vez que os gatos infectados podem estar imunodeprimidos, os corticosteróides e outros tipos de medicamentos imunossupressores devem ser utilizados com precaução.[69]

2.3 *Vírus da panleucopénia felina (FPV)*

O vírus da panleucopénia felina (FPV) é um vírus de propagação mundial que causa doenças graves em gatos domésticos e selvagens, raposas, martas, guaxinins e macacos, e pode replicar-se em furões sem causar doença.[70] Provavelmente todos os felinos são susceptíveis ao FPV. A doença é designada panleucopénia felina, "cinomose felina" ou "placa do gato".[69,70] O vírus da panleucopénia felina pode causar doença grave predominantemente em gatos jovens, embora os gatos mais velhos também possam sofrer da doença. Recentemente, devido a uma prática comum de vacinação, esta doença é observada maioritariamente em gatinhos não vacinados em abrigos; em gatos vacinados, a prevalência de anticorpos para o FPV deve-se à elevada vacinação.[73,74]

Classificação sistemática:[69]

Família: Parvoviridae

Subfamília: Parvovirinae

Género: Parvovírus

Espécies: Vírus da panleucopénia felina

Transmissão

O vírus da panleucopénia felina é altamente contagioso. O contacto direto com gatos infectados ou através de fezes, vómitos, seguido de transmissão indireta através de fómites contaminados (roupa de cama, pratos de comida) é a principal forma possível de transmissão do VFP. A eliminação fecal dura normalmente vários dias, mas em alguns casos pode persistir até seis semanas.[70] As pulgas e os seres humanos podem atuar como vectores mecânicos na transmissão do FPV.[69,70]

Patogénese

É mais provável que a panleucopénia felina ocorra em gatos com menos de um ano de idade, mas os gatos de qualquer idade podem ser sensíveis ao vírus, especialmente os gatos não vacinados.[70] A replicação inicial do vírus ocorre no tecido linfoide da orofaringe. Segue-se a viremia, na qual o vírus é disseminado para outros órgãos e tecidos. O vírus replica-se nas células epiteliais da cripta intestinal e os altamente susceptíveis à infeção são também os glóbulos brancos, o que leva à leucopenia caraterística. A destruição das células epiteliais no intestino resulta em colapso da mucosa com má digestão e má absorção.[69,70] A gravidade da doença depende de factores como a idade, a resposta imunitária e infecções concomitantes com outros agentes patogénicos.[70]

Sinais clínicos

O período de incubação é de aproximadamente cinco dias (2-10 dias). No início dos sinais clínicos, há uma leucopenia profunda e a gravidade da doença e a taxa de mortalidade são paralelas ao intervalo da leucopenia. Os sinais clínicos incluem febre, letargia, distúrbios gastrointestinais (inapetência, diarreia profusa, vómitos repetidos), desidratação, morte súbita e também sinais neurológicos.[69,70] A desidratação causada por diarreia de má absorção grave é um fator importante para infecções fatais. No caso de uma infeção peraguda, o gato morre durante a fase febril sem quaisquer outros sinais clínicos.

Sinais clínicos em gatinhos infectados por via transplacentária ou intra-uterina

A infeção no início da gravidez pode resultar em aborto, anomalias congénitas ou infertilidade, embora a rainha não seja afetada de outra forma.[70] A infeção perinatal ou in-utero dos gatinhos (fetos infectados durante as duas últimas semanas de gestação e as duas primeiras semanas de vida) pode causar hipoplasia ou atrofia cerebelar com sintomas neurológicos (ataxia permanente), tipicamente observada por volta das três semanas de idade.[69] No entanto, a gravidade da infeção pode variar entre os gatinhos de uma ninhada.[70]

Diagnóstico

O FPV pode ser detectado nas fezes ou em esfregaços rectais através de testes de despistagem. A sensibilidade e a especificidade destes testes variam consoante a fase da infeção, uma vez que a disseminação do vírus pode ser transitória. Em geral, podem ocorrer resultados falso-negativos, mas um resultado positivo num gato com sinais clínicos consistentes sugere um diagnóstico de panleucopenia felina.[70]

Os ensaios serológicos para a deteção de anticorpos específicos do FPV não são recomendados, devido à exposição generalizada ou à imunização da população felina.

Foram desenvolvidos ensaios específicos de PCR em tempo real para a deteção do FPV com diferenciação entre estirpes de FPV de campo e estirpes vacinais.[70]

Prevenção

A estabilidade do vírus e as taxas muito elevadas de excreção do vírus resultam em níveis elevados de contaminação ambiental. No entanto, recentemente, a prevalência de anticorpos contra o FPV em gatos adultos deve-se a uma elevada vacinação,[73,74] especialmente em casas de abrigo, sendo essencial uma higiene rigorosa e a quarentena dos gatos que chegam; os gatos devem ser mantidos em isolamento durante cerca de duas semanas, os gatos doentes devem ser removidos e isolados e as vacinas devem ser utilizadas rigorosamente.[69]

Capítulo 3

3. Materiais e métodos

3.1 *Amostragem*

Foram colhidas amostras de sangue e esfregaços rectais de 113 gatos (*Felis silvestris f. catus*) provenientes de abrigos (86 da Eslovénia e 8 da República Checa) (Fig. 3 e 4) e de clínicas veterinárias (duas da Eslovénia e 17 da República Checa).

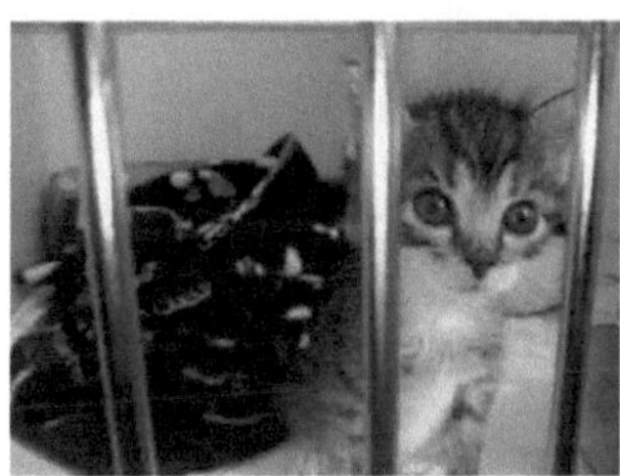

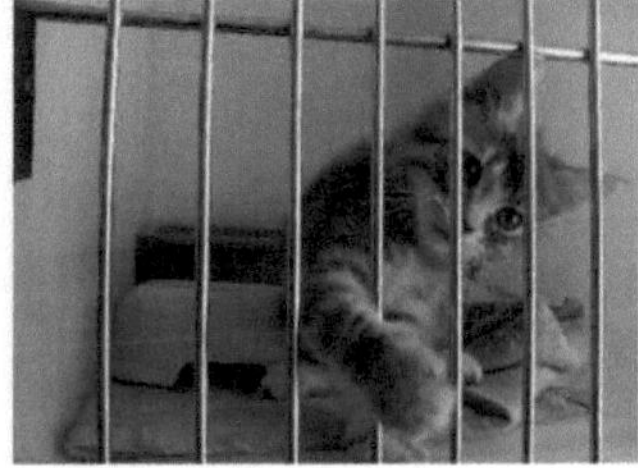

Fig. 3 e 4: Gatos amostrados na casa de abrigo eslovena

3.2 *Exame clínico*

O exame clínico dos gatos foi efectuado antes dos testes pelos veterinários. Os sinais clínicos registados foram divididos de acordo com o sistema de órgãos afetado: anorexia e perda de peso, linfadenopatia generalizada, distúrbios gastrointestinais, infeção do trato respiratório superior, infeção do trato respiratório inferior, anomalias neurológicas, insuficiência renal e dermatite/dermatose.

3.3 *FIV, FeLV, FPV*

O sangue foi utilizado para a deteção de anticorpos contra o FIV e do antigénio p27 do FeLV através de um teste de despistagem imunocromatográfico de membrana (Speed Duo FeLV/FIV, Virbac, França) (Fig. 5 e 6), com uma sensibilidade ao FeLV de 94,7% e uma especificidade de 99,2%, e uma sensibilidade ao FIV de 96,3% e uma especificidade de 98,9%. Foram detectados o antigénio do capsídeo P27 do FeLV e anticorpos dirigidos contra a GP40, uma glicoproteína do envelope do FIV.

O antigénio FPV foi detectado no esfregaço rectal por imunoensaio cromatográfico para a deteção qualitativa do antigénio do vírus da panleucopenia felina nas fezes dos felinos (Antigen rapid FPV Ag test kit, Bio Note, Vet Diagnostic, República da Coreia) (Fig. 7). Os anticorpos do vírus da Panleucopenia felina especialmente selecionados são utilizados na banda de teste como materiais de captura e de deteção. Estes permitem que o kit de teste Anigen Rapid FPV Ag identifique o antigénio do vírus da Panleucopenia felina nas fezes dos felinos com um elevado grau de precisão.

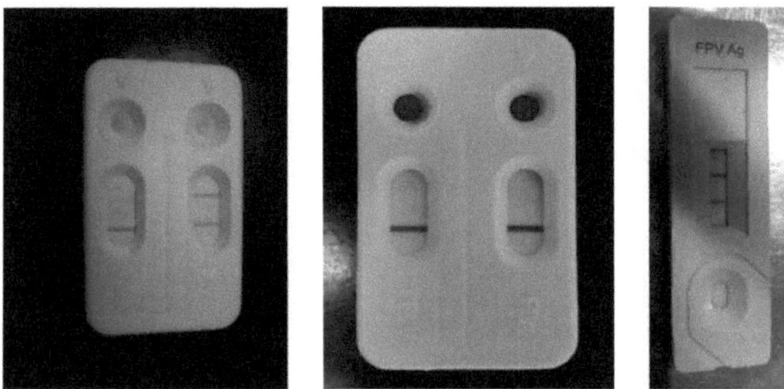

Fig. 5: Teste imunocromatográfico de despistagem do FIV e do FeLV com positividade para o FIV e negatividade para o FeLV

Fig. 6: Teste imunocromatográfico de despistagem do FIV e do FeLV com negatividade para o FIV e o FeLV

Fig. 7: Teste imunocromatográfico de despistagem do FPV com negatividade para o FPV

3.4 *Toxoplasma gondii e Neospora caninum*

O soro obtido a partir do sangue por centrifugação foi utilizado para detetar anticorpos contra *T. gondii* e *N. caninum* através do Enzyme Linked Immuno Sorbent Assay (ELISA). O método é utilizado para a deteção de anticorpos *anti-Toxoplasma gondii* e anti-Neospora *caninum* em várias espécies de animais e também em seres humanos. Foram utilizados kits ELISA comerciais (ELISA kit ID Screen *T. gondii* Indirect Multi-species e ELISA kit ID Screen *N. caninum* Indirect Multi-species) para detetar anticorpos anti-Toxoplasma *gondii* e *anti-Neospora caninum* em amostras de soro de gatos, respetivamente, de acordo com as instruções do fabricante (IDvet, Grabels, França).

Princípio: Os micropoços são revestidos com o antigénio P30 do *T. gondii* (no caso do *T. gondii*) e com o extrato purificado *de N. caninum* (no caso do *N. caninum*). As amostras de soro e os controlos são adicionados aos micropoços (Fig. 8A) e forma-se um complexo anticorpo-antigénio, se o anticorpo *anti-Toxoplasma* ou

estão presentes anticorpos *anti-Neospora*. Numa outra fase, adiciona-se peroxidase multiespécie (HRP) e forma-se um complexo antigénio-anticorpo-HRP. Após a lavagem, é adicionada a solução de substrato e, dependendo da qualidade dos anticorpos específicos presentes, é observada a coloração resultante (a solução azul torna-se amarela após a adição da solução de paragem, se a amostra for positiva para anticorpos; na ausência de anticorpos, não aparece qualquer coloração) (Fig. 8B). As densidades ópticas são medidas espectrofotometricamente a 450 nm (Fig. 8C). A razão entre as densidades ópticas dos soros examinados e a DO média de um controlo positivo é calculada como amostra/controlo positivo (S/P %), de acordo com a fórmula:

S/P (%) = (DO amostra/DO controlo positivo) × 100.

As amostras com S/P (%) ≥ 50 % foram classificadas como positivas. As densidades ópticas foram medidas espectrofotometricamente a 450 nm.

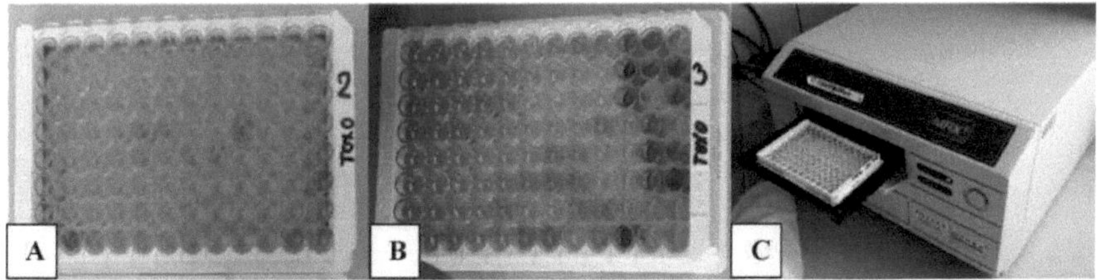

Fig. 8: A: Microplaca ELISA com amostras; B: Microplaca ELISA com amostras e reagentes; C: Leitor ELISA

3.5 *Análise estatística*

Os resultados foram analisados estatisticamente, considerando as variáveis sexo (masculino;

feminino), idade (≤ 1 ano; ≥ 1 ano), localidade (abrigo - gatos errantes; clínica veterinária - gatos de estimação) e sinais clínicos (distúrbios do TGI; infeção do trato respiratório superior; infeção do trato respiratório inferior; anorexia e perda de peso; linfadenopatia generalizada; anormalidades neurológicas; dermatite ou dermatose; insuficiência renal). A análise dos dados foi efectuada com o teste do Qui-Quadrado de Pearson de independência utilizando o STATISTICA Cz $_{1275}$ ou com o teste exato de Fisher. Testámos a hipótese nula de que a ocorrência de anticorpos contra uma infeção individual e a ocorrência de sinais clínicos não dependem dos factores indicados. As diferenças foram consideradas estatisticamente significativas quando o valor de p era ≤ 0,05.

Capítulo 4

4. Resultados

A positividade para protozoários e/ou infecções virais em gatos, de acordo com o sexo, a idade, o local de residência e a ocorrência de sinais clínicos, está resumida no Quadro 5.

Em pormenor, a positividade para protozoários e/ou infecções virais em gatos, de acordo com o sexo e o local de residência e de acordo com a idade e o local de residência, está resumida no Quadro 6 e no Quadro 7, respetivamente.

4.1 *T. gondii*

Os anticorpos contra *T. gondii* foram detectados por ELISA em 24 (21%) gatos, mais frequentemente:

- em gatos adultos ($\geq$ 1 ano, p = 0,0002)
- em gatos de estimação (p = 0,000001)

4.2 *N. caninum*

Foram registados anticorpos contra *N. caninum* por ELISA em sete (6 %) gatos, sem qualquer diferença estatística.

4.3 *FIV*

Os anticorpos contra o FIV foram detectados por testes de despistagem imunocromatográficos em 12 gatos (11%), mais frequentemente em:

- em gatos adultos (p = 0,0002)
- nos homens (p = 0,0046)
- em gatos de estimação (p = 0,0150)

4.4 *FeLV*

O antigénio p27 do FeLV foi detectado por teste de rastreio imunocromatográfico em seis (5%) gatos, mais frequentemente:

- em gatos adultos (p = 0,0043)

4.5 *FPV*

O antigénio FPV foi comprovado por teste de rastreio imunocromatográfico em quatro (4 %) gatos (Fig. 9), sem diferença estatística.

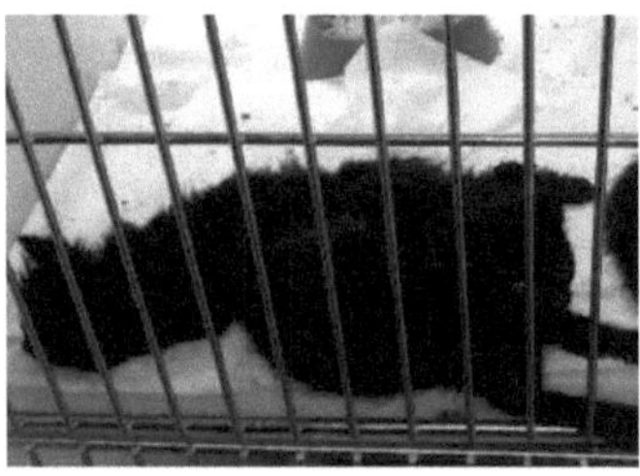

Fig. 9: Gatinhos em abrigo esloveno com panleucopénia felina (caquexia, má qualidade do pelo, conjuctivite e contaminação fecal nas patas traseiras e na cauda).

4.6 *Infecções mistas*

A co-infeção foi detectada em 10 (9 %) gatos:

T. gondii + FIV em seis gatos (5 %)

FIV + FeLV em dois gatos (2 %)

T. gondii + FeLV num gato (1 %)

T. gondii + *N. caninum* + FPV num gatinho (1 %)

O valor global do ELISA *para T. gondii* foi S/P = 125 em gatos com infeção atual por FIV, e S/P = 95 em gatos com apenas anticorpos *contra T. gondii*. A co-infeção de *T. gondii* e FIV foi observada com mais frequência:

- em gatos adultos (p = 0,0043)
- homens (p = 0,0275)
- gatos de estimação (p = 0,0072)

Tabela 5: Positividade a infecções por protozoários e/ou virais em gatos de acordo com o sexo, idade, local de residência e ocorrência de sinais clínicos

Characteristic	Total	Without positivity to infections	Positive to					Mixed infection			
			T. gondii	*N. caninum*	FIV	FeLV	FPV	*T. gondii* + FIV	FIV + FeLV	*T. gondii* + FeLV	*T. gondii* + *N. caninum* + FPV
Sex											
Female	58 (51%)	40 (56%)	12 (50%)	2 (29%)	1 (8%)	4 (67%)	2 (50%)	-	-	1 (100%)	1 (100%)
Male	55 (49%)	31 (44%)	12 (50%)	5 (71%)	11 (92%)*	2 (33%)	2 (50%)	6 (100%)*	2 (100%)	-	-
Age											
< 1 year	66 (58%)	55 (77%)	6 (25%)	3 (43%)	1 (8%)	-	4 (100%)	-	-	-	1 (100%)
≥ 1 year	47 (42%)	16 (23%)	18 (75%)*	4 (57%)	11 (92%)*	6 (100%)*	-	6 (100%)*	2 (100%)	1 (100%)	-
Place											
Shelter (stray cats)	94 (83%)	66 (93%)	12 (50%)	6 (86%)	7 (58%)	6 (100%)	4 (100%)	2 (33%)	2 (100%)	1 (100%)	1 (100%)
Clinic (pet cats)	19 (17%)	5 (7%)	12 (50%)	1 (14%)	5 (42%)*	-	-	4 (67%)*	-	-	-
Clinical signs											
yes	49 (43%)	23 (32%)	14 (58%)	4 (57%)	10 (83%)	2 (33%)	4 (100%)	5 (83%)	1 (50%)	-	1 (100%)
no	64 (57%)	48 (68%)	10 (42%)	3 (43%)	2 (17%)	4 (67%)	-	1 (17%)	1 (50%)	1 (100%)	-

* resultados com significado estatístico (p < 0,05)

Quadro 6: Positividade a protozoários e/ou infecções virais em gatos, de acordo com o sexo e o local de residência

Origin	Sex	No of animals	Without positivity to infections	*T. gondii*	*N. caninum*	FIV	FeLV	FPV	*T. gondii* + FIV	FIV + FeLV	*T. gondii* + FeLV	*T. gondii* + *N. caninum* + FPV
Shelter houses	Female	49 (52%)	37 (56%)	7 (58%)	2 (33%)	0 (0%)	4 (67%)	2 (50%)	0 (0%)	0 (0%)	1 (100%)	1 (100%)
	Male	45 (48%)	29 (44%)	5 (42%)	4 (67%)	7 (100%)	2 (33%)	2 (50%)	2 (100%)	2 (100%)	0 (0%)	0 (0%)
	Total	**94**	**66 (70%)**	**12 (13 %)**	**6 (6%)**	**7 (7%)**	**6 (6%)**	**4 (4%)**	**2 (2%)**	**2 (2%)**	**1 (1%)**	**1 (1%)**
Veterinary clinics	Female	9 (47%)	3 (60%)	5 (42%)	0 (0%)	1 (20%)	0 (0%)	0 (0%)	0 (0%)	0 (0%)	0 (0%)	0 (0%)
	Male	10 (53%)	2 (40%)	7 (58%)	1 (100%)	4 (80%)	0 (0%)	0 (0%)	4 (100%)	0 (0%)	0 (0%)	0 (0%)
	Total	**19**	**5 (26%)**	**12 (63%)**	**1 (5%)**	**5 (26%)**	**0 (0%)**	**0 (0%)**	**4 (21%)**	**0 (0%)**	**0 (0%)**	**0 (0%)**
Shelter houses + Veterinary clinics	Female	58 (51%)	40 (56%)	12 (50%)	2 (29%)	1 (8%)	4 (67%)	2 (50%)	0 (0%)	0 (0%)	1 (100%)	1 (100%)
	Male	55 (49%)	31 (44%)	12 (50%)	5 (71%)	11 (92%)	2 (33%)	2 (50%)	6 (100%)	2 (100%)	0 (0%)	0 (0%)
	Total	**113**	**71 (63%)**	**24 (21%)**	**7 (6%)**	**12 (11%)**	**6 (5%)**	**4 (4%)**	**6 (5%)**	**2 (2%)**	**1 (1%)**	**1 (1%)**

Quadro 7: Positividade a infecções por protozoários e/ou virais em gatos de acordo com a idade e o local de residência

Origin	Age	No of cats	Without positivity to infections	*T. gondii*	*N. caninum*	FIV	FeLV	FPV	*T. gondii* + FIV	FIV + FeLV	*T. gondii* + FeLV	*T. gondii* + *N. caninum* + FPV
Shelter houses + Veterinary clinics	< 1 year	66 (58%)	55 (77%)	6 (25%)	3 (43%)	1 (8%)	0 (0%)	4 (100%)	0 (0%)	0 (0%)	0 (0%)	1 (100%)
	≥ 1 year	47 (42%)	23 (33%)	18 (75%)	4 (57%)	11 (92%)	6 (100%)	0 (0%)	6 (100%)	2 (100%)	1 (100%)	0 (0%)
	Total	**113**	**71 (63%)**	**24 (21%)**	**7 (6%)**	**12 (11%)**	**6 (5%)**	**4 (4%)**	**6 (5%)**	**2 (2%)**	**1 (1%)**	**1 (1%)**
Shelter houses	< 1 year	63	54 (82%)	4 (33%)	3 (50%)	0 (0%)	0 (0%)	4 (100%)	0 (0%)	0 (0%)	0 (0%)	1 (100%
	≥ 1 year	31	12 (18%)	8 (67%)	3 (50%)	7 (100%)	6 (100%)	0 (0%)	2 (100%)	2 (100%)	1 (100%)	0 (0%)
	Total	**94 (83%)**	**66 (70%)**	**12 (13%)**	**6 (6%)**	**7 (7%)**	**6 (6%)**	**4 (4%)**	**2 (2%)**	**2 (2%)**	**1 (1%)**	**1 (1%)**
Veterinary clinics	< 1 year	3 (16%)	1 (20%)	2 (17%)	0 (0%)	1 (20%)	0 (0%)	0 (0%)	0 (0%)	0 (0%)	0 (0%)	0 (0%)
	≥ 1 year	16 (84%)	4 (80%)	10 (83%)	1 (100%)	4 (80%)	0 (0%)	0 (0%)	4 (100%)	0 (0%)	0 (0%)	0 (0%)
	Total	**19 (17%)**	**5 (26%)**	**12 (63%)**	**1 (5%)**	**5 (26%)**	**0 (0%)**	**0 (0%)**	**4 (21%)**	**0 (0%)**	**0 (0%)**	**0 (0%)**

4.7 *Sinais clínicos*

Todos os gatos foram examinados por veterinários. No total, 49 (43 %) gatos apresentaram alguns sinais clínicos de doença (Quadro 8).
Sinais clínicos registados de acordo com o sistema de órgãos afetado em todos os gatos (n = 113)

(Tabela 9):

- perturbações gastrointestinais em 16 % (gengivite, estomatite, vómitos, diarreia, iterícia)

Infeção do trato respiratório superior em 15 % (rinite, conjuntivite)

anorexia e perda de peso em 14% (anorexia, perda de peso, caquexia, desidratação, apatia, inapetência, febre)

linfadenopatia generalizada em 7 %

Infeção do trato respiratório inferior em 7 % (pneumonia)

Anomalias neurológicas em 7 % (síndrome vestibular, nistagmo, anomalias dos nervos cranianos)

Insuficiência renal em 3 % (insuficiência renal aguda, insuficiência renal crónica)

dermatite/dermatose em 5 % (lesões dérmicas inflamatórias, dermatose parasitária, pontos quentes, lesões dérmicas não inflamatórias)

Em 30 (61%) dos gatos com alguns dos sinais clínicos, foi registada uma ou mais infecções por protozoários e/ou vírus. Estes gatos apresentavam sinais clínicos mais frequentemente do que os gatos sem qualquer infeção (odds ratio OR = 3,4, p = 0,0022).

Sinais clínicos registados de acordo com o sistema de órgãos afectados em gatos com alguma infeção (n = 30) (Tabela 9 e Tabela 10):

perturbações gastrointestinais em 30 % (gengivite, estomatite, diarreia)

Infeção do trato respiratório superior em 43% (rinite crónica, conjuntivite)

anorexia e perda de peso em 27% (anorexia, perda de peso, caquexia, desidratação, apatia, inapetência)

- linfadenopatia generalizada em 20 %

Infeção do trato respiratório inferior em 23% (pneumonia)

Anomalias neurológicas em 13% (síndrome vestibular, nistagmo, anomalias dos nervos cranianos)

Insuficiência renal em 7 % (insuficiência renal crónica)

dermatite/dermatose em 7 % (lesões dérmicas inflamatórias)

Os sinais clínicos foram encontrados em quatro (100%) gatos positivos para FPV. O gatinho com co-infeção de *T. gondii*, *N. caninum* e FPV apresentou diarreia e outros sinais clínicos gastrointestinais, os mesmos sinais que nos outros gatos positivos para FPV. Estes sintomas são típicos da panleucopénia felina causada pelo FPV.

Dez gatos positivos para o FIV (83 %) apresentaram sinais clínicos como anorexia e perda de peso (58 %), infeção do trato respiratório superior (50 %), pneumonite (33 %), linfadenopatia generalizada (42 %), insuficiência renal (17 %), problemas dérmicos e anomalias neurológicas (8 %).

Foram observados sinais clínicos em quatro (57%) gatos positivos *para N. caninum* e em 14 (58%) gatos positivos para *T. gondii*. Foram detectados sinais clínicos neurológicos em dois gatos positivos para *T. gondii* e em dois gatos positivos *para N. caninum*.

Apenas dois (33%) gatos positivos para o FeLV apresentaram sinais clínicos inespecíficos como conjuctivite, dermatose, caquexia e linfadenopatia generalizada.

Quadro 8: Positividade a infecções por protozoários e/ou virais em gatos de acordo com os sinais clínicos e o local de residência

			Positive to:								
Shelter houses + Veterinarian clinics	**No. of cats**	**Without positivity to infections**	***T. gondii***	***N. caninum***	**FPV**	**FIV**	**FeLV**	***T. gondii* + FIV**	**FIV + FeLV**	***T. gondii* + FeLV**	***T. gondii* + *N caninum* + FPV**
No clinical signs	64 (57%)	49 (69%)	10 (42%)	3 (43%)	-	2 (17%)	4 (67%)	1 (17%)	1 (50%)	1 (100%)	0 (0%)
No. of cats with clinical signs	49 (43%)	22 (31%)	14 (58%)	4 (57%)	4 (100%)	10 (83%)	2 (33%)	5 (83%)	1 (50%)	0 (0%)	1 (100%)
All cats	**113 (100%)**	**71 (63%)**	**24 (21%)**	**7 (6%)**	**4 (4%)**	**12 (11%)**	**6 (5%)**	**6 (5%)**	**2 (2%)**	**1 (1%)**	**1 (1%)**

			Positive to:								
Shelter house cats	**No. of cats**	**Without positivity to infections**	***T. gondii***	***N. caninum***	**FPV**	**FIV**	**FeLV**	***T. gondii* + FIV**	**FIV + FeLV**	***T. gondii* + FeLV**	***T. gondii* + *N caninum* + FPV**
No clinical signs	59 (63%)	47 (71%)	8 (67%)	1 (17%)	0 (0%)	2 (29%)	4 (67%)	1 (50%)	1 (50%)	1 (100%)	0 (0%)
No. of cats with clinical signs	35 (37%)	19 (29%)	4 (33%)	5 (83%)	4 (100%)	5 (71%)	2 (33%)	1 (50%)	1 (50%)	0 (0%)	1 (100%)
All cats	**94 (100%)**	**66 (70%)**	**12 (13%)**	**6 (6%)**	**4 (4%)**	**7 (7%)**	**6 (6%)**	**2 (2%)**	**2 (2%)**	**1 (1%)**	**1 (1%)**

			Positive to:								
Veterinarian clinics	**No. of cats**	**Without positivity to infections**	***T. gondii***	***N. caninum***	**FPV**	**FIV**	**FeLV**	***T. gondii* + FIV**	**FIV + FeLV**	***T. gondii* + FeLV**	***T. gondii* + *N caninum* + FPV**
No clinical signs	5 (26%)	2 (40%)	2 (17%)	1 (100%)	0 (0%)	0 (0%)	0 (0%)	0 (0%)	0 (0%)	0 (0%)	0 (0%)
No. of cats with clinical signs	14 (74%)	3 (60%)	10 (83%)	0 (0%)	0 (0%)	5 (100%)	0 (0%)	4 (100%)	0 (0%)	0 (0%)	0 (0%)
All cats	**19 (100%)**	**5 (26%)**	**12 (63%)**	**1 (5%)**	**0 (0%)**	**5 (26%)**	**0 (0%)**	**4 (21%)**	**0 (0%)**	**0 (0%)**	**0 (0%)**

Quadro 9: Sinais clínicos em gatos com infecções por protozoários e/ou virais

Clinical signs	All cats	Positive to:								
		T. gondii	*N. caninum*	FPV	FIV	FeLV	*T. gondii* + FIV	FIV + FeLV	*T. gondii* + FeLV	*T. gondii* + *N. caninum* + FPV
	113 (100%)	**24 (21%)**	**7 (6%)**	**4 (4%)**	**12 (11%)**	**6 (5%)**	**6 (5%)**	**2 (1.8%)**	**1 (1%)**	**1 (1%)**
GIT disorders	18 (16%)	4 (17%)	2 (29%)	4 (100%)*	2 (17%)	–	1 (16.7%)	–	–	1 (100%)
Upper respiratory tract infection	17 (15%)	8 (33%)*	1 (14%)	1 (25%)	6 (50%)	2 (33%)	3 (50%)*	1 (50%)	–	–
Anorexia and weight loss	16 (14%)	5 (21%)	–	1 (25%)	6 (50%)	1 (17%)	4 (67%)	1 (50%)	–	–
Generalised lymphadenopathy	8 (7%)	4 (17%)	–	1 (25%)	5 (42%)*	1 (17%)	3 (50%)*	–	–	–
Lower respiratory tract infection	8 (7%)	5 (21%)*	–	1 (25%)	4 (33%)	–	3 (50%)*	–	–	–
Neurological abnormalities	8 (7%)	2 (8%)	2 (29%)	1 (25%)	1 (8%)	–	1 (17%)	–	–	–
Dermatitis or dermatosis	6 (5%)	–	–	–	2 (17%)	1 (17%)	–	1 (50%)	–	–
Renal failure	3 (3%)	1 (4%)	–	–	2 (17%)	–	1 (17%)	–	–	–
Cats with clinical signs	**49 (43%)**	**14 (58%)**	**4 (57%)**	**4 (100%)**	**10 (83%)**	**2 (33%)**	**5 (83%)**	**1 (50%)**	**0 (0%)**	**1 (100%)**
Cats without clinical signs	**64 (57%)**	**10 (42%)**	**3 (43%)**	**0 (0%)**	**2 (17%)**	**4 (67%)**	**1 (17%)**	**1 (50%)**	**1 (100%)**	**0 (0%)**

* results with statistical significance ($p \leq 0.05$)

Quadro 10: Sinais clínicos em gatos apenas com monoinfecção por protozoários ou vírus e em gatos com co-infecções

			Positive to:								
	All cats	Without infections	*T. gondii* only	*N. caninum* only	FPV only	FIV only	FeLV only	*T. gondii* + FIV	FIV + FeLV	*T. gondii* + FeLV	*T. gondii* + *N caninum* + FPV
Number of cats	**113 (100%)**	**71 (63%)**	**16 (14%)**	**6 (5%)**	**3 (3%)**	**4 (4%)**	**3 (3%)**	**6 (6%)**	**2 (2%)**	**1 (1%)**	**1 (1%)**
GIT disorders	18 (16%)	9 (13%)	2 (13%)	1 (17%)	3 (100%)	1 (25%)	0 (0%)	1 (17%)	0 (0%)	0 (0%)	1 (100%)
Upper respiratory tract infection	17 (15%)	4 (6%)	5 (31%)	1 (17%)	1 (33%)	1 (25%)	1 (33%)	3 (50%)	1 (50%)	0 (0%)	0 (0%)
Anorexia and weight loss	16 (14%)	8 (12%)	1 (6%)	0 (0%)	1 (33%)	1 (25%)	0 (0%)	4 (67%)	1 (50%)	0 (0%)	0 (0%)
Generalised lymphadenopathy	8 (7%)	2 (3%)	2 (13%)	0 (0%)	0 (0%)	1 (25%)	0 (0%)	3 (50%)	0 (0%)	0 (0%)	0 (0%)
Lower respiratory tract infection	8 (7%)	1 (4%)	2 (13%)	0 (0%)	0 (0%)	2 (50%)	0 (0%)	3 (50%)	0 (0%)	0 (0%)	0 (0%)
Neurological abnormalities	8 (7%)	4 (6%)	1 (6%)	2 (33%)	0 (0%)	0 (0%)	0 (0%)	1 (17%)	0 (0%)	0 (0%)	0 (0%)
Dermatitis or dermatosis	6 (5%)	4 (6%)	0 (0%)	0 (0%)	0 (0%)	1 (25%)	0 (0%)	0 (0%)	1 (50%)	0 (0%)	0 (0%)
Renal failure	3 (3%)	1 (1%)	0 (0%)	0 (0%)	0 (0%)	1 (25%)	0 (0%)	1 (17%)	0 (0%)	0 (0%)	0 (0%)
Number of cats with clinical signs	**49 (43%)**	**23 (30%)**	**8 (50%)**	**3 (50%)**	**3 (100%)**	**4 (100%)**	**1 (33%)**	**5 (83%)**	**1 (50%)**	**0 (0%)**	**1 (100%)**
No clinical signs	**64 (57%)**	**50 (70%)**	**8 (50%)**	**3 (50%)**	**0 (0%)**	**0 (0%)**	**2 (67%)**	**1 (17%)**	**1 (50%)**	**1 (100%)**	**0 (0%)**

Os sinais clínicos foram observados mais frequentemente em gatos com infecções mistas do que em gatos com mono-infecções, mas sem diferença estatística (OR = 1,6).

Sinais clínicos com significado estatístico:

- Infecções do trato respiratório superior (p = 0,0368) mais frequentemente em animais positivos para *T. gondii*

Infecções do trato respiratório inferior (p = 0,0202) mais frequentemente em animais positivos para *T. gondii*

Linfadenopatia generalizada (p = 0,0063) mais frequentemente em gatos positivos para FIV

Distúrbios do TGI (p = 0,0144) mais frequentemente em gatos positivos para FPV

Os sinais clínicos foram observados como mais graves e agudos no caso de co-infeção de FIV e *T. gondii* (Tabela 11; Fig. 10), com ocorrência mais frequente de

Infeção do trato respiratório superior (p = 0,0432)

Linfadenopatia generalizada (p = 0,0256)

Infeção do trato respiratório inferior (p = 0,0256)

Tabela 11: Sinais clínicos em gatos com positividade para *T. gondii* sem FIV, positividade para FIV sem *T. gondii* e em caso de co-infeção de FIV e *T. gondii*.

Clinical signs	**Positive to:**		
	***T. gondii* without FIV**	**FIV without *T. gondii***	**FIV + *T. gondii***
	18 (16%)	**6 (5%)**	**6 (5%)**
Anorexia and weight loss	1 (6%)	2 (33%)	4 (67%)
Upper respiratory tract infection	5 (28%)	3 (50%)	3 (50%)
Generalised lymphadenopathy	1 (6%)	2 (33%)	3 (50%)
Lower respiratory tract infection	2 (11%)	1 (17%)	3 (50%)
GIT disorders	3 (17%)	1 (17%)	1 (17%)
Neurological abnormalities	1 (6%)	–	1 (17%)
Renal failure	–	1 (17%)	1 (17%)
Dermatitis or dermatosis	–	2 (33%)	–
Cats with clinical signs	**9 (50%)**	**5 (83%)**	**5 (83%)**
Cats without clinical signs	**9 (50%)**	**1 (17%)**	**1 (17%)**

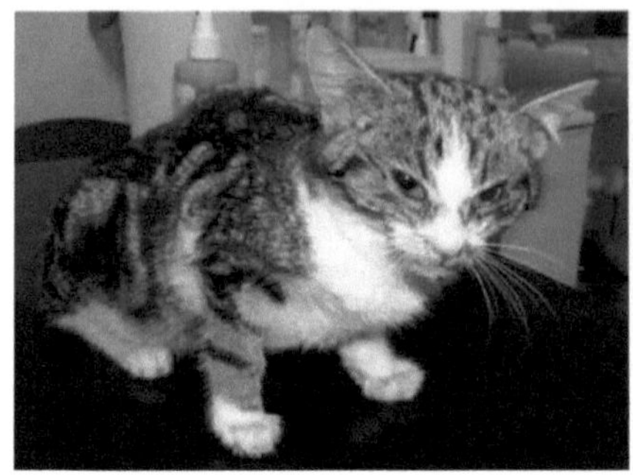
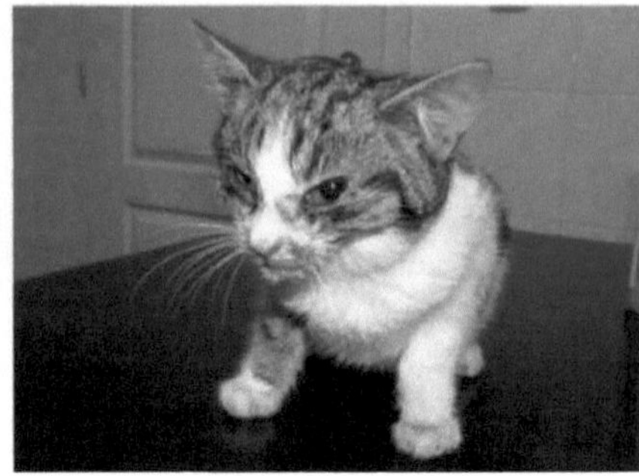

Fig. 10: Gatos infectados com FIV/T. *gondii* com sinais clínicos típicos: rinite mucopurulenta, pneumonite, perda de peso, apatia, linfadenopatia generalizada

Capítulo 5

5. Discussão

A toxoplasmose e a neosporose clínicas são relativamente raras em gatos. No entanto, em gatos imunodeprimidos, estas infecções podem causar sinais clínicos graves e podem mesmo ser fatais.[18,62] A prevalência da infeção por *T. gondii* em gatos varia em função da sua prática alimentar; é geralmente mais elevada em gatos selvagens que caçam roedores e aves selvagens do que em gatos de companhia.[2] Os gatos e outros felídeos, enquanto hospedeiros definitivos de *T. gondii*, podem libertar oocistos *de T. gondii* na sua face e, assim, contaminar o ambiente. Os gatos, que vivem em contacto próximo com os seres humanos, são também considerados uma fonte de toxoplasmose humana, embora a probabilidade de excreção de oocistos em gatos adultos imunocompetentes seja baixa. A probabilidade de disseminação recorrente de oocistos é maior em felinos imunodeprimidos[76].

As infecções virais felinas podem levar a doenças clínicas ou a imunossupressão que predispõem os gatos a outras infecções.[2,18] Os animais com infeção retroviral pelo vírus da imunodeficiência felina (FIV)[68] ou pelo vírus da leucemia felina (FeLV)[30] estão predispostos a toxoplasmose aguda generalizada com comprometimento clínico respiratório.

Os gatos vadios desempenham um papel importante na contaminação do ambiente com oocistos *de T. gondii* que podem ser uma fonte de infeção para humanos e gatos com acesso ao exterior. Uma vez que os gatos seropositivos já libertaram oocistos *de T. gondii*, a seroprevalência *de T. gondii* indica a proporção de gatos que têm um papel na contaminação ambiental.[30] No nosso estudo, detectámos uma seroprevalência de *T. gondii* mais baixa (21 %) e uma seroprevalência de *N. caninum* um pouco mais elevada (6 %) do que em estudos anteriores (44 % e 4 %, respetivamente) realizados na República Checa.[20,63]

O teste de anticorpos IgM *específicos de T. gondii* é questionável devido à sua baixa deteção durante um longo período de tempo,[77,78] razão pela qual utilizámos o ELISA para a deteção de anticorpos IgG de *T. gondii*. Os valores de *T. gondii* IgG ELISA S/P foram significativamente mais elevados em gatos com infeção atual por FIV do que em gatos infectados apenas com *T. gondii*. Witt et al. (1989)[19] também registaram títulos mais elevados de anticorpos *contra T. gondii* em gatos atualmente infectados com FIV; estes gatos também tinham uma maior suscetibilidade à doença clínica. Em contraste com isto, foram encontrados títulos mais baixos de anticorpos IgG *contra o T. gondii* através do teste de anticorpos de fluorescência indireta em gatos infectados com FeLV/FIV do que em animais virgens de retrovirais.[23] Os gatos com co-infeção de FIV e *T. gondii* desenvolveram anticorpos IgG detectáveis mais tarde do que os gatos naive FIV/T. *gondii*,[77,78] e houve até mesmo uma ausência de anticorpos IgG em gatos infectados por FIV/T. *gondii* dentro de duas semanas após a infeção.[68] Em contraste, Lin et al. (1992)[77] encontraram baixos níveis de anticorpos *contra T. gondii* em gatos infectados *por T. gondii naive/FIV*. Sugeriram que se deve ter cuidado na interpretação de títulos serológicos baixos de anticorpos *contra T. gondii* em gatos suspeitos de estarem infectados com FIV.[77] Uma vez que utilizámos o ponto de corte de 50 %, é improvável que tenhamos detectado resultados falsos positivos.

A prevalência de FIV em gatos foi mais elevada (11%) do que no estudo anterior (6%) da República Checa, no entanto, à semelhança do presente estudo, a maioria dos gatos positivos para FIV eram adultos, machos e gatos de clínica.[79] A morbilidade em gatos infectados com FIV/T. *gondii* foi relativamente elevada, no entanto os sinais clínicos foram mais graves em gatos com co-infeção de FIV e *T. gondii*, à semelhança de estudos experimentais.[68,77,80] A linfadenopatia generalizada foi o sinal clínico mais frequentemente detectado em gatos positivos para FIV e FIV/T. *gondii* do que em outros gatos. Isso está de acordo com um estudo anterior da República Checa, no qual a linfadenopatia generalizada foi detectada em 45% dos gatos positivos para FIV.[79] Detectámos pneumonite grave em 17% dos gatos positivos para FIV, em 11% dos gatos positivos para *T. gondii*, mas até 50% em gatos com co-infeção de *T. gondii* e FIV. Esta constatação é congruente com os sinais clínicos da toxoplasmose aguda, que podem ser vários, mas a pneumonite fatal é a mais frequente.[2] A pneumonia primária com risco de vida causada por uma infeção avirulenta *por T. gondii* foi descrita como a principal razão de morbilidade em gatos infectados experimentalmente com co-infeção por FIV.[68]

Com base em experiências, existe uma variabilidade nos sinais clínicos, dependendo da utilização de diferentes isolados de FIV e de diferentes isolados *de T. gondii* e das vias de administração.[68] A doença clínica também depende do facto de a infeção primária *por T. gondii* ocorrer antes ou depois da infeção por FIV.[68] Embora em alguns estudos não tenha havido efeito potencializador da infeção por *T. gondii* na taxa de imunossupressão induzida pelo FIV,[78] e nenhuma associação entre a infeção pelo FIV e o estado de saúde,[30] o modelo de desafio infeção pelo FIV-T. *gondii* foi utilizado para testar a hipótese de que a disfunção imunológica ocorre relativamente cedo após a infeção pelo FIV e que pode predispor os gatos à doença clínica.[68] Os estudos em gatos naturalmente infectados não são completos, porque não sabemos a fase exacta da imunossupressão pelo FIV e se a infeção *pelo T. gondii* é primária ou uma infeção latente reactivada. No entanto, os nossos resultados apoiam a teoria dos estudos experimentais, de que a infeção por FIV pode desenvolver-se mais rapidamente em gatos co-infectados com *T. gondii*. Parece que a infeção pelo FIV favorece a proliferação *do T. gondii* e *o T. gondii* pode aumentar a imunossupressão, provavelmente através da produção do fator de necrose tumoral. Assim, o principal resultado desta situação é uma maior replicação *do T. gondii* e uma rápida progressão da doença [77,81].

A elevada morbilidade foi detectada em gatos positivos para FPV, embora uma co-infeção atual não estivesse associada à relevância dos sinais clínicos. Estes gatos tinham 3 a 4 meses de idade e apresentavam sintomas clínicos (diarreia e outros distúrbios do TGI) típicos da panleucopénia felina. Nos gatinhos, a seroprevalência *de T. gondii* poderia ser causada pela transmissão passiva de anticorpos da mãe, mas isto é inesperado no nosso caso, porque os anticorpos *de T. gondii* com um valor elevado de S/P (138) foram encontrados apenas num dos três irmãos.

O antigénio do FeLV foi comprovado em 5% dos gatos, o que é inferior ao de um estudo anterior (13%) realizado na República Checa, mas foi mais frequente em gatos adultos.[79] A infeção pelo FeLV não foi significativamente associada ao estado de saúde do gato ($p = 0,4025$), tal como aconteceu com 3,8% dos gatos vadios positivos para o FeLV em Itália.[30] Isto pode ser uma consequência do pequeno número de gatos positivos, tal como no nosso estudo. Apenas dois gatos positivos para o

FeLV apresentaram sinais clínicos inespecíficos: conjuctivite, dermatose e caquexia. Em contraste, Knotek et al. (1999)[79] registaram que os gatos positivos para o FeLV apresentavam principalmente distúrbios gastrointestinais (54%) e do trato respiratório (44%).

A infeção por *N. caninum* também não foi associada à relevância dos sinais clínicos (p = 0,6974). Todos os gatos positivos para *N. caninum*, que apresentavam alguns sinais clínicos, eram de abrigos eslovenos com co-infeção de *T. gondii* e FPV em apenas um deles. Foram encontrados resultados semelhantes em gatos infectados experimentalmente *com N. caninum*, nos quais foram observados sinais clínicos graves apenas em casos de imunossupressão atual. No entanto, também foram observadas lesões neuromusculares (miosite ligeira e encefalite) sem sinais clínicos em gatos imunocompetentes infectados.[62]

Embora os gatos vadios possam ser uma fonte importante de várias infecções para gatos de estimação com acesso externo ,[2,30,79] notamos diferenças estatísticas com alta prevalência de anticorpos em gatos vindos de clínicas veterinárias do que em gatos vadios de abrigos no caso de *T. gondii* (p = 0.000001), FIV (p = 0.0063) e infeção combinada FIV/T. *gondii* (p = 0.0072). Isto pode ser explicado pelo facto de a sobrevivência dos gatos doentes ser maior nos gatos de estimação com melhores condições de vida e cuidados veterinários do que nos gatos vadios. É possível que a maioria dos gatos vadios infectados morra sem se aperceberem destas infecções, razão pela qual é importante apoiar programas preventivos em abrigos para a deteção destas infecções e tratamento preventivo contra elas (castração, vacinação e quarentena dos gatos infectados).

Capítulo 6

6. Resumo

O soro de 113 gatos (96 gatos de abrigo e 17 gatos de companhia) foi testado para a deteção de protozoários (*Toxoplasma gondii* e *Neospora caninum*) e infecções virais (vírus da imunodeficiência felina, vírus da leucemia felina e vírus da panleucopenia felina) para analisar os factores de risco das co-infecções para o desenvolvimento de sinais clínicos. A análise estatística foi efectuada com o teste do qui-quadrado de independência de Pearson ou o teste exato de Fisher. As diferenças estatisticamente significativas (p-value $< 0,05$) na prevalência estavam relacionadas com os seguintes factores de risco: Infeção por FIV em gatos adultos machos de estimação; infeção por FELV em gatos adultos, co-infeção *por T. gondii/FIV* em gatos adultos, machos e de estimação.

Os gatos com alguma infeção apresentaram sinais clínicos com mais frequência (odds ratio = 3,4) do que os gatos sem qualquer infeção ($p < 0,05$). Os sinais clínicos estatisticamente mais frequentes foram a linfadenopatia generalizada nos gatos positivos para FIV e nos gatos positivos para *T. gondii/FIV*; infeção do trato respiratório superior e inferior nos gatos infectados com *T. gondii* e *T. gondii/FIV* e distúrbios do TGI nos gatos positivos para FPV.

Capítulo 7

7. Conclusão

Os resultados deste estudo mostraram que *o T. gondii* é comum em gatos vadios. A co-infeção de FIV e *T. gondii* pode ser um fator de risco para a manifestação de doença clínica em gatos infectados. Esta co-infeção conduziu mais frequentemente a sinais clínicos graves, como anorexia, perda de peso, linfadenopatia generalizada e pneumonia grave. A ausência de sinais clínicos noutros gatos infectados com FIV e/ou FeLV pode ser explicada pelo facto de o estádio da infeção retroviral e a imunossupressão associada serem factores importantes para o desenvolvimento de doenças clínicas e também para o potencial tratamento.

Referências

1. Nicolle, C. Y. Manceaux, L, 1908. Sur une infection a corps de Leishman (ou organismes voisons) du gondi. *Comptes Rendus de I'Academie des Sciences*, 147:763-766.

2. Dubey, J.P., 2010. Toxoplasmosis of animals and humans. 2ª ed. Boca Raton, Florida: CRC Press, Taylor and Francis Group, pp.1-221.

3. Marugan-Hermandez, V, 2017. Neospora caninum e neosporose bovina: pesquisa atual de vacinas. *Journal of Comparative Pathology*. 157(2-3):193-200.

4. Dubey, J. P., Lindsay, D. S., Speer, C. A., 1998. Structures of *Toxoplasma gondii* tachyzoites, bradyzoites, and spoorozoites and biology and development of tissue cysts. *Clinical Microbiology Reviews*, 11(2):267-299.

5. Loker, E. S., Hofkin, B. V., 2015. Parasitologia: uma abordagem concetual. Garland Science, Taylor & Francis Group, LLC, Nova Iorque, EUA e Abingdon, Reino Unido, pp.141-446.

6. Hughes, D. P., Brodeur, J., Thomas, F., 2012. Manipulação do hospedeiro por parasitas. Primeira edição, Oxford University Press, CPI Group (UK) Ltd, Croydon, pp.40-184.

7. Pas, A., Dubey, J. P., 2008. Toxoplasmose fatal em gatos da areia (*Felis margarita*). *Journal of zoo and wildlife medicine*, 39,362-369.

8. Atmaca, H. T., Dincel, G. C., Macun, H. C., Terzi, O. S., Uzunalioglu, T., Kalender, H., Kul, O., 2013. Um caso raro de infeção congénita felina *por Toxoplasma gondii*: resultado fatal da toxoplasmose sistémica para a mãe e o seu gatinho. *Berliner und Munchener Tierartzliche wochenschrift*, 126(5-6):216-219.

9. Dubey, J. P., Verma, S. K., Ferreira, L. R., Oliveira, S., Cassinelli, A. B., Ying, Y., Kwok, O. C. H., Tuo, W., Chiesa, O. A., Jones, J. L., 2014. Deteção e sobrevivência de *Toxoplasma gondii* em leite e queijo de cabras experimentalmente infectadas. *Jornal de Proteção Alimentar*, 77(10):1747-1753.

10. Vismarra, A., Barilli, E., Miceli, M., Mangia, C., Bacci, C., Brindani, F., Kramer, L., 2017. *Toxoplasma gondii* e protocolos de pré-tratamento para análise de reação em cadeia da polimerase

de leite amostras: um ensaio de campo em ovelhas do sul da Itália. *Jornal Italiano de Segurança Alimentar*, 6(1):45-48.

11. Spisak, F., Turcekova, L., Reiterova, K., Spilovska, S., Dubinsky, P., 2010. Estimativa da prevalência e genotipização de *Toxoplasma gondii* em caprinos. *Biologia*, 65(4):670-674.
12. Hiramoto, R. M., Mayrbaurl-Borges, M., Galisteo, A. J. Jr., Meireles, L. R., Macre, M. S., Andrade, H. F., 2001. Infectividade de cistos da cepa ME-49 *de Toxoplasma gondii* em leite bovino e queijo artesanal. *Revista de Saude Publica*, 35:13-118.
13. Boughattas, S., 2015. Comentário sobre: "Deteção de *Toxoplasma gondii* em leite cru de caprino, ovino, búfalo, bovino e camelo usando cultivo celular, bioensaio de gato, ELISA de captura e métodos de PCR no Irão". *Frontiers in Microbiology*, 6:215.
14. Teixeira, W. F. P., Tozato, M. E. G., Pierucci, J. C., Vital, G. P., Cruz, A. C., Lopes, W. D. Z., Cursino, M. S., Joaquim, S. F., Soares, V. E., Langoni, H., Saraiva Bresciani, K. D. S., da Costa, A. J., 2017. Pesquisa de *Toxoplasma gondii* em tecidos de sêmen, testículo e epidídimo de gatos (*Fells catus*) primo-infectados. *Parasitologia Veterinária*, 238:90-93.
15. Bartova, E., Sedlak, K., Literak, I., 2003. Low virulence of oocysts of Czech *Toxoplasma gondii* isolates on the basis of biological and genetic characteristics (Baixa virulência de oocistos de isolados checos *de Toxoplasma gondii* com base em caraterísticas biológicas e genéticas). *Journal of Parasitology*, 89(4):777-781.
16. Lukesova, D., Literak, I., 1998. Derramamento de oocistos *de Toxoplasma gondii* por felídeos em jardins zoológicos da República Checa. *Veterinary Parasitology*,74:1-7.
17. Dubey, J. P., Carpenter, J. L., 1993. Toxoplasmose clínica confirmada histologicamente em gatos - 100 casos (1952-1990). *Journal of American Veterinary Medical Association*, 11(203):1556-1566.
18. Akhtardanesh, B., Ziaali, N., Sharifi, H., Rezaei, S., 2010. Vírus da imunodeficiência felina, vírus da leucemia felina e *Toxoplasma gondii* em gatos vadios e domésticos em Kerman-Irão: Seroprevalência e correlação com resultados clínicos e laboratoriais. *Investigação em*

Veterinary Science, 89(2):306-310.

19. Witt, C. J., Moench, T. R., Gittelsohn, A. M., Bishop, B. D., Childs, J. E., 1989. Epidemiologic observations on feline immunodeficiency virus and *Toxoplasma gondii* coinfection in cats in Baltimore. *Journal of the American Veterinary Medical Association,* 194(2),229-233.
20. Sedlak, K., Bartova, E., 2006. A prevalência de anticorpos IgM e IgG *contra Toxoplasma gondii* em cães e gatos da República Checa. *Veterinarni Medicina*, 51(12):555- 558.
21. HavHk, O., Hubner, J., 1958. Provas serológicas de toxoplasmose em alguns animais domésticos e selvagens. *Ceskoslovenska Epidemiologie, Mikrobiologie, Imunologie,* 7(6):396-402.
22. Svoboda M., Konrad J., Svobodova V., 1988. Diagnosis and prevention of toxoplasmosis in the cat. *Tierarztliche Praxis*, 16:69-74.
23. Svobodova, V., Knotek, Z., Svoboda, M., 1998. Prevalência de anticorpos IgG e IgM específicos para *Toxoplasma gondii* em gatos. *Veterinary Parasitology*, 80:173-176.
24. HejHcek, K., Literak, Nezval, J., 1997. Toxoplasmosis in wild mammals from the Czech Republic. *Journal of Wildlife Diseases*, 33(3):480-485.
25. Silaghi, C., Knaus, M., Rapti, D., Kusi, I., Shukullari, E., Hamel, D., Pfister, K., Rehbein, S., 2014. Levantamento de *Toxoplasma gondii* e *Neospora caninum*, micoplasmas hemotrópicos e outros patógenos transmitidos por artrópodes em gatos da Albânia. *Parasitas e Vectores*, 7:62.
26. Must, K., Lassen, B., Jokelainen, P., 2015. Seroprevalência e factores de risco para a infeção por *Toxoplasma gondii* em gatos na Estónia. *Doenças Transmitidas por Vectores e Zoonóticas*, 15(10):597-601.
27. Hornok, S., Edelhofer, R., Joachim, A., Farkas, R., Berta, K., Repasi, A., Lakatos, B., 2008. Seroprevalência da infeção por *Toxoplasma gondii* e *Neospora caninum* em gatos na Hungria. *Ata VeterinariaHungaria*, 56(1):81-88.
28. Veronesi, F., Santoro, A., Milardi, G.L., Diaferia, M., Morganti, G., Ranucci, D., Gabrielli, S., 2017. Deteção de *Toxoplasma gondii* em fezes de gatos de propriedade privada usando dois ensaios de PCR visando o gene B1 e o elemento repetitivo de 529 pb. *Parasitology Research*,

116(3):1063-1069.

29. Macri, G., Sala, M., Linder, A. M., Pettirossi, N., Scarpulla, M., 2009. Comparação entre o teste de anticorpos fluorescentes indirectos e o teste de aglutinação modificado para a deteção de anticorpos imunoglobulina G *de Toxoplasma gondii* em cães e gatos. *Parasitology Research*, 105(1):35-40.

30. Spada, E., Proverbio, D., Della Pepa, A., Perego, R., Baggiani, L., DeGiorgi, G.B., Domenichini, G., Ferro, E., Cremonesi, F., 2012. Seroprevalência do vírus da leucemia felina e do *Toxoplasma gondii* em colónias de gatos vadios no norte de Itália e correlação com dados clínicos e laboratoriais. *Jornal de Medicina e Cirurgia Felina*, 14(6):369-377.

31. Mancianti F., Nardoni S., Ariti G., Parlanti D., Giuliani G., Papini R. A., 2010. Estudo transversal da infeção por *Toxoplasma gondii* em gatos de colónia da zona urbana de Florença (Itália). *Jornal de Medicina e Cirurgia Felina*, 2:351-354.

32. D'Amore E., Falcone E., Busani L., Tollis M., 1997. A serological survey of feline immunodeficiency virus and *Toxoplasma gondii* in stray cats. *Veterinary Research Communication,* 21:355-359.

33. Bartoli M., Nacca A., Licciardi V., Veneziano V., Cringoli G., 1996. Anticorpos contra *Toxoplasma gondii* em gatos e cães na província de Benevento. *ActaMedica Veterinaria*, 42:191-196.

34. Tenter, A. M., Vietmeyer, C., Johnson, A. M., Janitschke, K., Rommel, M., Lehmacher, W., 1994. ELISAs baseados em antigénios recombinantes para estudos seroepidemiológicos sobre infecções por *Toxoplasma gondii* em gatos. *Parasitology*, 109:29-36.

35. Millan, J., Cabezoan, O., Pabon, M., Dubey, J. P., Almeria, S., 2009a. Seroprevalência de *Toxoplasma gondii* e *Neospora caninum* em gatos selvagens (*Felis silvestris catus*) em Maiorca, Ilhas Baleares, Espanha. *Veterinary Parasitology*, 165(3-4):323-326.

36. Miro, G., Montoya, A., Jimenez, S., Frisuelos, C., Mateo, M., Fuentes, I., 2004. Prevalência de anticorpos contra *Toxoplasma gondii* e parasitas intestinais em gatos vadios, de quinta e

domésticos em Espanha. *Veterinary Parasitology*, 126(3):249-255.

37. Millan, J., Candela, M. G., Palomares, F., Cubero, M. J., Rodriguez, A., Barral, M., Feunte J., Almeria, S., Leon-Vizcaino, L., 2009b. Ameaças de doença para o lince ibérico (*Lynxpardinus*) em perigo de extinção. *Revista Veterinária*, 182:114-124.

38. Uggla, A., Mattson, S., Juntti, N., 1990. Prevalência de anticorpos contra *Toxoplasma gondii* em gatos, cães e cavalos na Suécia. *Ata Veterinatia Scandinavica,* 31(2):219-222.

39. Bjerkas, I., Mohn, S. F., Presthus, J., 1984. Unidentified cyst-forming sporozoon causing encephalomyelitis and myositis in dogs. *Zeitschrift fur Parasitenkunde - Parasitology Research*, 70(2):271-274.

40. Dubey, J. P., Schares, G., 2011. Neosporosis in animals - the last five years. *Veterinary Parasitology*, 180:90-108.

41. Donahoe, S. L., Lindsay, S. A., Krockenberger, M., Phalen, D., Slapeta, J., 2015. Uma revisão da neosporose e dos achados patológicos da infeção por *Neospora caninum* na vida selvagem. *Revista Internacional de Parasitologia: Parasites and Wildlife*, 4:216-238.

42. Dubey, J. P., Carpenter, J. L., Speer, C. A., Topper, M. J., Uggla, A., 1988. Newly recognized fatal protozoan disease of dogs. *Journal of the American Veterinary Medical Association*, 192:1269-1285.

43. Dubey, J. P., 2003. Review of *Neospora caninum* and neosporosis in animals (Revisão de *Neospora caninum* e neosporose em animais). *Jornal Coreano de Parasitologia*, 41(1):1-16.

44. Tranas, J., Heinzen, R.A., Weiss, L. M., McAllister, M. M., 1999. Provas serológicas de infeção humana com o protozoário *Neospora caninum. Clinical and Diagnostic Laboratory Immunology*, 6(5):765-767.

45. Silva, R. C., Machado, G. P., 2016. Neosporose canina: perspectivas sobre a patogénese e o maneio. *Medicina Veterinária: Pesquisa e Relatórios*, 7:59-70.

46. Regidor-Cerrillo, J., Pedraza-Diaz S., Rojo-Montejo, S., Vazquez-Moreno, E., Arnaiz, I., Gomez-Bautista, M., Jimenez-Palacios, S., Ortega-Mora, L. M., Collantes-Fernandez, E., 2010. Infeção *por Neospora caninum* em cães vadios e de quinta: Estudo seroepidemiológico e disseminação

de oocistos. *Veterinary Parasitology*, 174:332-335.

47. Slapeta, R., Modry, D., Kyselova, I., I Iofejsι, R., Lukes, J., Koudela, B., 2002. Oocistos de *Neospora caninum* em cães: PCR diagnosis and molecular phylogenetic approach. *Veterinary Parasitology*, 109:157-167.

48. Soares, R. M., Lopes, E. G., Keid, L. B., Sercundes, M. K., Martins, J., Richtzenhain, L. J., 2011. Identificação de oocistos de *Hammondia heydorni* por uma heminested-PCR (hnPCR-AP10) baseada em o fragmento RAPD AP10 de H-heydorni. *Veterinary Parasitology*, 175(1-2):168-172.

49. McAllister, M. M., Dubey, J. P., Lindsay, D. S., Jolley, W. R., Wills, R. A., McGuire, A. M., 1998a. Os cães são hospedeiros definitivos de *Neospora caninum*. *International Journal for Parasitology*, 28:1473-1478.

50. Basso, W., Venturini, L., Venturini, M. C., Hill, D. E., Kwok, O. C., Shen, S. K., Dubey, J. P., 2001. First isolation of *Neospora caninum* from the feces of a naturally infected dog (Primeiro isolamento de *Neospora caninum* das fezes de um cão naturalmente infetado). *Journal of Parasitology*, 87:612-618.

51. King, J. S., Slapeta, J., Jenkins, D. J., Al-Qassab, S. E., Ellis, J. T., Windsor, P. A., 2010. Os dingos australianos são hospedeiros definitivos de *Neospora caninum*. *International Journal for Parasitology*, 40(8):945-950.

52. Gondim L. F. P., McAllister, M. M., Pitt, W. C., Zemlicka, D. E., 2004. Coyotes (*Canis latrans*) são hospedeiros definitivos de *Neospora caninum*. *International Journal for Parasitology*, 34:159-161.

53. Dubey, J. P., Jenkins, M. C., Rajendran, C., Miska, K., Ferreira, L. R., Martins, J., Kwok, O. C. H., Choudhary, S., 2011. O lobo cinzento (*Canis lupus*) é um hospedeiro definitivo natural de *Neospora caninum*. *Veterinary Parasitology*, 181(2-4):382-387.

54. Dubey, J. P., D. Buxton, D., Wouday, W., 2006. Patogénese da neosporose bovina. *Journal of Comparative Pathology*, 34:267-289.

55. Cedillo, C. J. R., Martinez, M. J. J., Santacruz, A. M., Banda, R. V. M., Morales, S. E., 2008. Modelos para a infeção experimental de cães alimentados com tecidos de fetos e bovinos neonatos naturalmente infectados com *Neospora caninum*. *Veterinary Parasitology*, 154(1-2):151- 155.

56. Cavalcante, G. T., Monteiro, R. M., Soares, R. M., Nishi, S. M., Alves Netoc, A. F., Esmerini, P. O., Sercundes, M. K., Martins, J., Gennari, S. M., 2011. Liberação de oocistos *de Neospora caninum* por cães alimentados com diferentes tecidos de bovinos naturalmente infectados. *Veterinary Parasitology*, 179:220-223.

57. Dubey, J. P., Schares, G., Ortega-Mora, L. M., 2007. Epidemiology and control of neosporosis and *Neospora caninum*. *Clinical Microbiology Reviews*, 20(2):323-367.

58. Heckeroth, A. R., Tenter, A. M., 2007. Imunoanálise de três ninhadas nascidas de uma cadela Doberman infetada com *Neospora caninum*. *Parasitology Research*, 100(4):837-846.

59. Ortega-Mora, L. M., Ferre, I., del-Pozo, I., Caetano-da-Silva, A., Collantes-Fernandez, E., Regidor-Cerrillo, J., Ugarte-Garagalza, C., Aduriz, G., 2003. Deteção de *Neospora caninum* no sémen de touros. *Veterinary Parasitology*, 117(4):301-308.

60. Dijkstra, T., Eysker, M., Schares, G., Conraths, F. J., Wouda, W., Barkema, H. W., 2001. Os cães excretam oocistos *de Neospora caninum* após a ingestão de placenta bovina naturalmente infetada, mas não após a ingestão de colostro enriquecido com taquizoítos *de Neospora caninum*. *International Journal for Parasitology*, 31:747-752.

61. McAllister, M. M., Jolley, W. R., Wills, R. A., Lindsay, D. S., McGuire, A. M., Tranas, J. D., 1998b. Oral inoculation of cats with tissue cysts of *Neospora caninum*. *American Journal of Veterinary Research*, 59(4):441-444.

62. Dubey, J. P., Lindsay, D. S., Lipscomb, T. P., 1990. Neosporosis in cats. *Veterinary Pathology*, 27:335-339.

63. Sedlak, K., Bartova, E., Machacova, T., 2014. Seroprevalência de *Neospora caninum* em gatos da República Checa. *Ata Parasitologica*, 59(2):359-361.

64. Hornok, S., Edelhofer, R., Fok, T., Berta, K., Fejes, P., Repasi, A., Farkas, R., 2006. Neosporose

canina na Hungria: Screening for seroconversion of household, herding and stray dogs. *Veterinary Parasitology*, 137(3-4):197-201.

65. Ferroglio, E., Guiso, P., Pasinoa, M., Accossato, A., Trisciuoglio, A., 2005. Antibodies to *Neospora caninum* in stray cats from north Italy. *Veterinary Parasitology*, 131:31-34.

66. Knotek, Z., 2004. Monitorização de doenças infecciosas de gatos na República Checa (1993 - 2003). *Veterniarstvu* \ 54:4-8.

67. Pedersen, N. C., Ho, E. W., Brown, M. L. et al., 1987. Isolamento de um vírus linfotrópico T de gatos domésticos com uma síndroma semelhante à imunodeficiência. *Science*, 235:790-793.

68. Davidson, M. G., Rottman, J. B., English, R. V., Lappin, M. T., Tompkins, M. B., 1993. O vírus da imunodeficiência felina predispõe os gatos à toxoplasmose aguda generalizada. *American Journal of Pathology,* 143(5):1486-1497.

69. MacLachlan, N. J., Dubovi, E. J., 2011. Fenner's veterinary virology, 4.ª ed. Elsevier Inc. Londres, Reino Unido. ISBN : 978-0-12-375158-4, pp.228-272.

70. Sykes, J. E. Canine and feline infectious diseases (Doenças infecciosas caninas e felinas), 2014. Saunders, Elsevier Inc., St. Louis, Missouri, pp.187-238.

71. Mortola, E., Oliva, G., Risso, M., Pecoraro, M., Venturini, M. C., 2004. Infeção pelo vírus da imunodeficiência felina: estudo comparativo de diferentes técnicas de diagnóstico. *Revista Brasileira de Veterinária e Zootecnia*, 56(1):13-18.

72. Jarrett WFH, Crawford EM, Martin WB, et al., 1964. A virus-like particle associated with leukemia (lymphosarcoma). *Nature*, 202:567-569.

73. Kruse, B. D., Unterer, S., Horlacher, K., Sauter-Louis, C., Hartmann, K., 2011. Panleucopenia felina - curso diferente da doença em gatos mais jovens versus com mais de 6 meses de idade? *Tierarztliche Praxis. Ausgabe K, Kleintiere/Heimtiere*, 39(4):237-242.

74. Haselberger, A., Tichy, A., Moestl, K., 2016. Avaliação dos títulos de anticorpos contra o vírus da Panleucopenia felina, o Herpesvírus felino-1 e o Calicivírus felino em gatos no leste da Áustria. *Wiener TierarztlicheMonatsschrift*, 103(5-6):149-161.

75. Statsoft, Inc. 2013: STATISTICA (sistema de software de análise de dados), versão 12.

www.statsoft.com.

76. Malmasi, A., Mosallanejad, B., Mohebali, M., Fard, M. S., Taheri, M., 2009. Prevenção da disseminação e re-disseminação de oocistos de *Toxoplasma gondii* em gatos experimentalmente infectados tratados com clindamicina oral: Um estudo preliminar. *Zoonoses e Saúde Pública*, 56(2):102-104.

77. Lin, D. S., Bowman, D. D., Jacobson, R. H., 1992. Immunological changes in cats with concurrent *Toxoplasma gondii* and feline immunodeficiency virus infections. *Journal of ClinicalMikrobiology,* 30(1):17-24.

78. Lappin, M. R., George, J. W., Pedersen, N. C., Barlough, J. E., Murphy, C. J., Morse, L. S., 1996. Primary and secondary *Toxoplasma gondii* infection in normal and Feline Immunodeficiency virus-infected cats. *Journal of Parasitology*, 82(5):733-742.

79. Knotek, Z., Hajkova, P., Svoboda, M., Toman, M., Raska, V., 1999. Epidemiology of feline leukaemia and feline immunodeficiency virus infections in the Czech Republic. *Journal of Veterinary Medicine. B, Infectious Diseases and Veterinary Public Health*, 46(10):665-671.

80. Reubel, G. H., Dean, G. A., George, J. W., Barlough, J. E., Pedersen, N. C., 1994. Effects of incidental infections and immune activation on disease progression in experimentally feline immunodeficiency virus-infected cats. *Journal of Acquired Immune Deficiency Syndromes*, 7(10):1003-1015.

81. Lin, D. S., Bowman, D. D., 1992. *Toxoplasma gondii*: an AIDS enhancing cofator. *Hipóteses Médicas*, 39(2):140-142.

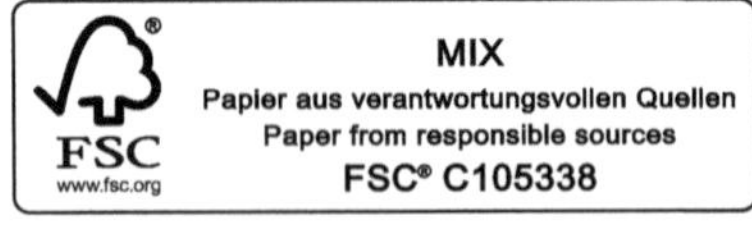

Printed by Books on Demand GmbH, Norderstedt / Germany